U0242544

本书配套视频将帮助
读者更好地掌握操作要点

请使用微信扫码，按照提示注册后观看视频。

此二维码为单书单码，只可绑定一位用户。注册后，微信扫描内文中的二维码可观看对应视频。

扫码注册后，该书不能退回。

颈腰痛康复丛书

颈腰痛康复治疗技术

REHABILITATION TREATMENT OF NECK AND LOW BACK PAIN

主　　编　袁　华　孙晓龙

副 主 编　毛　利　胡　旭　何　霞

编　　者　（按姓氏笔画排序）

王旭龙　韦宝珠　毛　利　刘兴凯

孙心妍　孙晓龙　李　婷　何　霞

陈春燕　林小东　赵航琨　赵晨光

胡　旭　袁　华　高　铭　郭　颖

梁红玲

视频图片展示　王　鹏　王旭龙　梁西超

作者单位　中国人民解放军空军军医大学西京医院

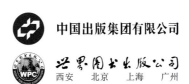

中国出版集团有限公司

世界图书出版公司

西安　北京　上海　广州

图书在版编目（CIP）数据

颈腰痛康复治疗技术 / 袁华，孙晓龙主编 . —西安：
世界图书出版西安有限公司 , 2023.9
（颈腰痛康复丛书）
ISBN 978-7-5232-0415-3

Ⅰ. ①颈… Ⅱ. ①袁… ②孙… Ⅲ. ①颈肩痛—康复
医学②腰腿痛—康复医学 Ⅳ. ① R681.509

中国国家版本馆 CIP 数据核字（2023）第 175779 号

书 名	**颈腰痛康复治疗技术**
	JINGYAOTONG KANGFU ZHILIAO JISHU
主 编	袁 华 孙晓龙
策划编辑	胡玉平
责任编辑	杨 菲
装帧设计	新纪元文化传播
出版发行	**世界图书出版西安有限公司**
地 址	西安市雁塔区曲江新区汇新路 355 号
邮 编	710061
电 话	029-87214941 029-87233647（市场营销部）
	029-87234767（总编室）
网 址	http://www.wpcxa.com
邮 箱	xast@wpcxa.com
经 销	新华书店
印 刷	西安雁展印务有限公司
开 本	787mm×1092mm 1/16
印 张	11
字 数	195 千字
版次印次	2023 年 9 月第 1 版 2023 年 9 月第 1 次印刷
国际书号	ISBN 978-7-5232-0415-3
定 价	88.00 元

医学投稿 xastyx@163.com ‖ 029-87279745 029-87285296
☆如有印装错误，请寄回本公司更换☆

序 言

Preface

随着生活节奏的加快和工作方式的改变，颈腰疾患的发病人数越来越多，发病年龄也日趋低龄化，颈腰痛已成为临床最为常见的一类疾病。颈腰痛发病率高、容易复发，严重影响人们的日常工作和生活质量，长期疼痛甚至会给患者造成严重的心理负担。

在颈腰痛的诊治过程中，不同的群体关注点也不尽相同。临床医生关注诊断、用药及手术治疗，康复医生关注患者功能障碍、康复治疗及预防方案的制订，康复治疗师专注于物理因子治疗及运动疗法的实施，而颈腰痛患者则更加关心如何进行颈腰部的日常保健和疾病预防。

本系列丛书创新性地针对康复医生、康复治疗师以及广大患者的相应需求编写，涵盖了颈腰痛的预防、诊疗、康复和颈腰强健的内容。《颈腰痛诊疗与康复》重点面向康复医生，《颈腰痛康复治疗技术》重点面向康复治疗师，《颈腰痛运动治疗手册》则重点介绍患者及广大群众自我保健的运动方法。本系列丛书内容丰富、文字简明扼要、通俗易懂，并且配有大量的图片和视频，读者可以通过手机扫码随时随地观看，科学实用，便捷直观，非常契合颈腰痛从防到治、防治一体的治疗原则。相信本系列丛书将会为颈腰疾病患者提供全方位、全周期的健康服务。

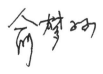

前 言
Foreword

在现代快节奏生活的大环境下，颈腰痛非常普遍，患者的康复需求十分巨大。为了提高颈腰痛康复治疗的可及性，提升康复治疗水平，我科室多年来一直致力于康复医务工作者的规范化培训教育，在康复治疗，尤其是颈腰伤病的康复治疗方面，积累了丰富的培训经验。在这过程中我们发现，目前的培训教育中还缺少一套全面、实用、规范的颈腰痛康复治疗图书。因此，我们在多年教学实践的基础上，总结经验，根据临床教学实践的需要，编写了这一套"颈腰痛康复丛书"，本册《颈腰痛康复治疗技术》重点面向康复治疗师，侧重于实用、规范的康复治疗技术理论与实践。

本书聚焦颈腰痛康复治疗的常用基本技术，前十章介绍了常用物理因子治疗技术，包括电疗法、超声波疗法、磁疗法、冷热疗法、光疗法、冲击波疗法及肌肉刺激疗法，后八章介绍了运动治疗技术，包括牵引疗法、贴扎疗法、脊柱稳定性训练、力量训练、牵伸训练、放松训练及麦肯基治疗技术。这些内容既包含了常规的物理治疗技术，也纳入了近年发展起来的前沿技术，希望读者通过本书既能巩固"基本功"，也能拓展视野，紧跟国内外前沿动态。

在本书的每一章节内容中，先介绍相关技术的概念、基本原理与治疗作用，然后重点介绍实用操作方法、操作要点与注意事项，强调实用性、规范性，突出治疗技术具体方法、操作规范与操作步骤的掌握。希望本书能成为康复治疗师规范化培训的教材、参考书，以及基层医疗机构从事康复治疗人员的工具书。

由于自身水平与精力有限，书中错误与不妥之处在所难免，希望各位专家同行及时指正，以便再版时修正。

编 者

郑重声明

由于医学是不断更新和拓展的学科，因此相关实践操作、治疗方法及药物应用都有可能改变，希望读者审查书中提供的信息资料及相关手术的适应证和禁忌证。作者、编辑、出版者或经销商不对书中的错误或疏漏以及应用其中信息产生的任何后果负责，关于出版物的内容不作任何明确或暗示的保证。作者、编辑、出版者和经销商不就由本出版物所造成的人身或财产损害承担任何责任。

目 录

Contents

第一章　低频电疗法

一、治疗作用 / 1

二、设备与操作要点 / 2

三、适应证与禁忌证 / 4

四、处方举例 / 4

参考文献 / 4

第二章　中频电疗法

一、中频电疗法 / 5

二、干扰电疗法 / 9

参考文献 / 15

第三章　高频电疗法

一、超短波疗法 / 16

二、微波疗法 / 22

参考文献 / 25

第四章　超声波疗法

一、治疗作用 / 26

二、设备与操作要点 / 27

三、适应证与禁忌证 / 33

四、处方举例 / 33

参考文献 / 34

第五章　磁疗法

一、治疗作用 / 35

二、设备与操作要点 / 36

三、适应证与禁忌证 / 40

四、处方举例 / 40

参考文献 / 42

第六章　传导热疗法

一、治疗作用 / 43

二、设备与操作要点 / 44

三、适应证与禁忌证 / 45

四、处方举例 / 45

参考文献 / 47

第七章　冷疗法

一、治疗作用 / 48

二、设备与操作要点 / 49

三、适应证与禁忌证 / 51

四、处方举例 / 51

参考文献 / 52

第八章　光疗法

一、光谱 / 53

二、红外线疗法 / 53

三、红光疗法 / 57

四、激光疗法 / 60

参考文献 / 66

第九章　体外冲击波疗法

一、治疗作用 / 67

二、设备与操作要点 / 67

三、适应证与禁忌证 / 69

四、处方举例 / 69

参考文献 / 70

第十章 深层肌肉刺激疗法

一、治疗作用 / 71

二、设备与操作要点 / 72

三、适应证与禁忌证 / 73

四、处方举例 / 73

参考文献 / 74

第十一章 牵引疗法

一、颈椎牵引 / 75

二、腰椎牵引 / 77

参考文献 / 79

第十二章 贴扎疗法

一、概念与基本原理 / 80

二、适应证与禁忌证 / 81

三、原则与程序 / 81

四、方法与技术 / 82

五、注意事项 / 86

参考文献 / 87

第十三章 核心肌群训练

一、概念与基本原理 / 88

二、适应证与禁忌证 / 89

三、原则与程序 / 89

四、方法与技术 / 89

五、注意事项 / 95

参考文献 / 95

第十四章 颈部肌群训练

一、概念与基本原理 / 96

二、适应证与禁忌证 / 96

三、原则与程序 / 96

四、方法与技术 / 97

五、注意事项 / 105

参考文献 / 105

第十五章 力量训练

一、概念与基本原理 / 106

二、适应证与禁忌证 / 109

三、原则与程序 / 109

四、方法与技术 / 110

五、注意事项 / 117

参考文献 / 117

第十六章 牵伸训练

一、概念与基本原理 / 118

二、适应证与禁忌证 / 118

三、原则与程序 / 119

四、方法与技术 / 119

五、注意事项 / 131

参考文献 / 131

第十七章 放松训练

一、概念与基本原理 / 132

二、适应证与禁忌证 / 133

三、原则与程序 / 133

四、方法与技术 / 134

五、注意事项 / 143

参考文献 / 143

第十八章 麦肯基治疗技术

一、概念与基本原理 / 144

二、适应证与禁忌证 / 146

三、原则与程序 / 146

四、方法与技术 / 147

五、注意事项 / 166

参考文献 / 166

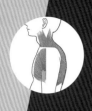

第一章
低频电疗法

医学上根据电流的生理学特征将频率在 1000Hz 以下的脉冲电流称作低频电流或低频脉冲电流。应用低频脉冲电流作用于人体来治疗疾病的方法称为低频电疗法（low frequency electrotherapy，LFE）。临床上常用的低频电疗法有感应电疗法、神经肌肉电刺激疗法、功能性电刺激疗法等，本章以感应电疗法为例进行介绍。感应电流（faradization）是用电磁感应原理产生的一种双相、不对称的低频脉冲电流。应用感应电流作用于人体治疗疾病的方法，称为感应电疗法。国产的直流电疗机一般都同时有感应电流的输出可供单独使用。

一、治疗作用

1. 兴奋神经肌肉

感应电流的频率为 50~100Hz，能使肌肉发生强直收缩，对锻炼肌肉是有益的，可用于防治失用性肌萎缩。

2. 镇　痛

较强的感应电流可引起明显的震颤感和肌肉收缩，能兴奋粗神经纤维，肌肉收缩可改善局部血液循环，促进致痛物质的吸收，具有一定的镇痛作用。

3. 促进局部血液循环

其作用机制主要是感应电流引起肌肉收缩，其代谢产物有强烈的扩血管作用；肌肉的节律性收缩能使静脉和淋巴管受挤压排空，促进血液淋巴回流。

二、设备与操作要点

（一）设 备

感应电疗法的仪器，一般为国产的直流感应电疗机（图1-1），包括主机、输出导线、金属电极板、衬垫、电极固定用品，以及感应电疗法专用的手柄电极。感应电治疗的电极衬垫的厚度可以在1cm以下。现临床上常用的电极为手柄电极（图1-2）。

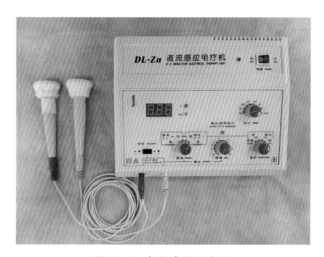

图 1-1　直流感应电疗机

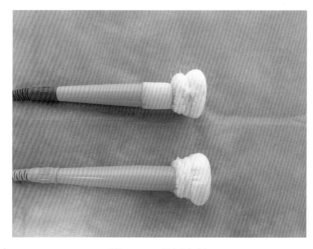

图 1-2　手柄电极

（二）放置方法

1. 固定法

①并置法：两个等大的电极（点状、小片状或大片状电极）并置于病变的一侧或两端；②对置法：两个等大的电极对置于治疗部位。

2. 移动法

手柄电极或滚动电极在穴位或病变区移动刺激（也可固定做断续刺激），另一片状电极（约100cm^2）固定于相应部位，如颈背部或腰骶部。

3. 电兴奋法

两个圆形电极（直径3cm）在穴位或病变区来回移动或暂时固定，某点做断续的直流感应电流中等刺激到强刺激。感应电流的治疗剂量分为强、中、弱三档，强刺激可见肌肉出现强直收缩，中刺激可见肌肉收缩，弱刺激则无肌肉收缩，但有轻微的刺激感。

（三）操作步骤

（1）治疗前检查仪器各开关是否在零位，输出导线是否完整、接触良好。

（2）患者取舒适体位，暴露治疗部位，检查治疗部位皮肤有无破损，应避开皮肤破损处进行治疗。

（3）手柄电极用温水浸湿，以不滴水为准。

（4）治疗前告知患者治疗中有麻刺感和肌肉收缩，但不应出现刺痛感。调节输出旋钮，逐渐增加电流量至所需强度。

（5）治疗结束，检查患者皮肤是否完好。

（6）关闭电源，取下电极，消毒衬垫。

（四）注意事项

（1）治疗前询问并检查患者皮肤有无异常感觉，对于感觉减退的患者应避免使用过大强度的电流。

（2）治疗中应避免将电极放置于伤口及瘢痕处，避免电流集中引起电灼伤。

（3）治疗中患者不可改变体位及接触金属物品。

（4）电极放置在颈部时，感应电流强度不宜过大，避免刺激咽喉部肌肉，引起呼吸、血压、心率的改变。

三、适应证与禁忌证

1. 适应证

失用性肌萎缩，落枕，肌张力低下，软组织粘连，血液循环障碍，便秘，尿潴留，腰肌劳损，股外侧皮神经炎。

2. 禁忌证

出血倾向，急性化脓性炎症，痉挛性麻痹，皮肤破损，感觉过敏，植有心脏起搏器，严重心力衰竭，孕妇腰腹部。

四、处方举例

诊断：落枕、颈部急性软组织损伤。

▶**处方** 感应电疗法。手柄电极固定于患区旁，另一电极于颈部患区，移动法，耐受阈，10分钟/次，1次/日（图1-3）。

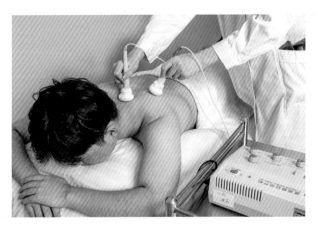

图1-3 颈部急性软组织损伤感应电疗法

参考文献

[1] 乔志恒. 新编物理治疗学 [M]. 北京：华夏出版社，1993.

[2] 陈景藻. 现代物理治疗学 [M]. 北京：人民军医出版社，2001.

（郭　颖）

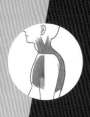

第二章
中频电疗法

应用频率1~100kHz的电流治疗疾病的方法，称为中频电疗法（medium frequency electrotherapy，MFE）。中频电疗法常分为等幅中频正弦电疗法、低频调制的中频电疗法和低中频电混合疗法，临床上常使用前两种（表2-1）。

表2-1　中频电疗法分类

中频电疗法分类		
一级分类	二级分类	三级分类
等幅中频正弦电疗法	音频电疗法	
	音频电磁场疗法	
	超音频电疗法	
低频调制的中频电疗法	干扰电疗法	传统干扰电疗法
		动态干扰电疗法
		立体动态干扰电疗法
	由不同波形调制的中频电疗法	正弦调制中频电疗法
		脉冲调制中频电疗法
低中频电混合疗法	音乐－电疗法	
	波动电疗法	

一、中频电疗法

（一）治疗作用

1. 促进局部血液循环

局部开放的毛细血管数增多，血流速度及血流量均有增加，改善了局部血液循环。

2. 镇 痛

中频电对感觉神经有抑制作用，可使皮肤痛阈上升，故有较明显的镇痛作用。

3. 消炎作用

中频电流作用于人体组织后血液流速增加，血液循环改善，细胞的通透性增加，炎性物质的吸收和代谢加快从而达到消炎的作用。

4. 软化瘢痕、松解粘连作用

中频电刺激可扩大组织细胞间隙，使粘连的结缔组织得到分离，进而达到软化和松解的作用。

5. 对骨骼肌的作用

中频电流通过刺激运动神经和肌肉引起正常骨骼肌和失神经肌肉收缩，具有锻炼骨骼肌和防止肌肉萎缩等作用。

（二）设备与操作要点

1. 设 备

视频 2-1

中频治疗仪包括主机（图 2-1）、电极线和电极（图 2-2）。根据不同的治疗部位选择不同的电极，电极有小圆电极、长形电极、方形电极等。

中频电疗法的治疗剂量分为感觉阈、运动阈和耐受阈。

2. 操作步骤（视频 2-1）

（1）连接中频治疗仪电源，打开电源开关。检查电源线是否连接完好。

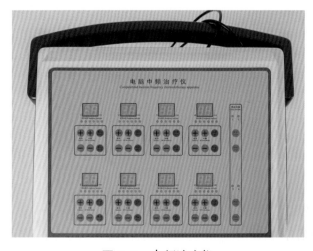

图 2-1 中频治疗仪

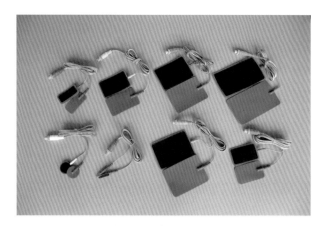

图 2-2　中频治疗仪电极线和电极

（2）选择输出通路。将中频电极线一端连接入主机相应输出插孔内，选择合适的电极片，常用电极片有小圆电极、长条电极、方形电极等，将电极线另一端连接入电极片插孔内，应确保连接可靠。

（3）检查患者治疗部位皮肤有无破损，如有破损，需要避开破损部位，进行治疗。

（4）选择电极片及与其大小相符的滤纸，将滤纸浸湿，贴在电极片导电面上，将电极片导电面贴于患者所需治疗部位皮肤表面，必要时利用绑带或沙袋固定。对于腰部疼痛，在腰部痛区放置，用沙袋进行固定。对于颈部疼痛，在颈部痛区放置，用沙袋进行固定。

（5）根据使用仪器说明书选择合适的治疗处方与治疗时间，（常用处方有止痛处方、锻炼骨骼肌运动处方、软化瘢痕处方、松解粘连处方，以及干扰电处方。）治疗时间一般为 20min。

（6）按下"启动"键开始治疗。通过增大或减小键来调节治疗剂量，治疗剂量一般根据个人耐受为准。正常的感觉为皮肤下的蚂蚁行走感，若出现针刺感则表示电流强度过大，应当立即减小电流强度。

（7）治疗过程中，及时询问患者治疗部位感受，当电极下感觉减弱时，可增加电流强度。

（8）治疗结束后，中频电治疗仪会发出"嘀嘀"的提示音，此时，应先从治疗部位取下电极片，再关闭电源。

（9）检查治疗部位皮肤有无异常。皮肤完好，治疗结束。

3. **注意事项**

（1）中频电治疗仪应与高频电治疗仪分开，分设于两室，以免中频电治疗仪受高频电磁波的干扰影响。

（2）治疗前应当去除治疗部位的金属物品，如手表、发夹、首饰等。体内有金属异物的部位，如骨科金属固定物、金属碎片、金属节育环等，应严格掌握电流强度，避免组织损伤。

（3）电极不能在心前区及其附近进行治疗，有心脏病的患者，电流不宜过强，在治疗过程中一定要注意观察患者反应，如有不良反应立即停止治疗。

（4）治疗时电极要充分和皮肤接触，使电极下电流均匀分布，若电极不平整，会使电流密集在某处，造成皮肤损伤。

（5）患者在治疗过程中不能接触仪器、不能随便活动。

（6）治疗期间注意观察有无副作用，如有头晕、头痛、胸闷、嗜睡现象发生，立即调节电流强度，或者停止治疗。

（7）治疗结束后若皮肤局部出现斑点状潮红时，应立即进行冷疗。

（三）适应证与禁忌证

1. **适应证**

中枢性瘫痪，肌痉挛，颈肩腰腿痛，肌肉扭伤，肌纤维组织炎，腱鞘炎，滑囊炎，瘢痕，面神经炎，肌萎缩，胃肠张力低下，尿潴留，慢性盆腔炎，术后肠麻痹。

2. **禁忌证**

恶性肿瘤，急性炎症，出血倾向，植有心脏起搏器者，心前区，孕妇腰腹部，对电流不耐受。

（四）处方举例

1. **诊断：颈部肌肉劳损**

▶**处方** 中频电疗法：止痛处方。50cm^2×2，颈部疼痛区并置，耐受阈，20分钟／次，1次／日（图2-3）。

2. **诊断：腰肌劳损**

▶**处方** 中频电疗法：止痛处方。100cm^2×2，腰部疼痛区并置，耐受阈，20分钟／次，1次／日（图2-4）。

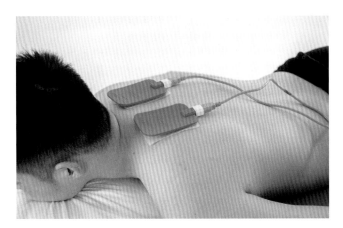

图 2-3　颈部肌肉劳损中频电疗法

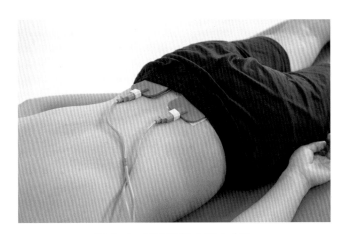

图 2-4　腰肌劳损中频电疗法

二、干扰电疗法

干扰电疗法（interferential current therapy，ICT）最初由奥地利学者 Hans Nemec 倡导，可分为三类。

1. 静态干扰电疗法

两组输出频率为 4000Hz 与（4000±100）Hz 的正弦交流电通过两组电极交叉输入人体，在电力线的交叉部位形成干扰电场，按差拍的原理产生由 0~100Hz 的低频所调制的中频电流。

2. 动态干扰电疗法

两组输出频率为 4000Hz 与（4000±100）Hz 电流的幅度被三角波所调

制，使两组电流的输出强度发生周期为 6s 的节律性的幅度变化，交叉作用于人体。

3. 立体动态干扰电疗法

同时将三组 5000Hz 的交流电互相叠加交叉作用于人体，干扰电流受第三电场调制而发生缓慢的幅度变化。

（一）治疗作用

1. 镇 痛

干扰电流可以抑制感觉神经，100Hz 或 90~100Hz 差频的干扰电作用 20min 后，皮肤痛阈明显上升，故具有良好的镇痛作用。

2. 促进血液循环

干扰电流作用可使开放的毛细血管数增多，加速渗出物吸收。

3. 治疗和预防肌肉萎缩

干扰电对运动神经和骨骼肌有兴奋作用，引起肌肉收缩，故有治疗和预防肌肉萎缩的作用。

4. 调整内脏功能

干扰电作用较深，在人体内部所形成的干扰电场（0~100Hz 差频电流）能刺激自主神经，改善内脏的血液循环，提高平滑肌的张力。

5. 调节自主神经

干扰电有调节自主神经功能的作用。有人将干扰电作用于高血压患者的星状神经节部位，使患者的收缩压、舒张压下降。作用于闭塞性动脉内膜炎患者的腰交感神经节，下肢的皮肤温度上升，肢体血液循环改善，跛行症状减轻。

6. 促进骨折愈合

干扰电能促进骨痂形成，加速骨折愈合。

（二）设备与操作要点

1. 设 备

干扰电治疗仪包括主机、电源线和电极（图 2-5）。干扰电治疗仪的电极多是吸附式电极（图 2-6、图 2-7）。

干扰电疗法治疗剂量分为感觉阈、运动阈和耐受阈。

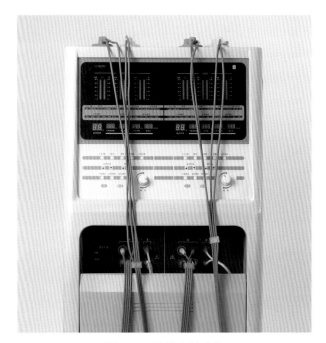

图 2-5　干扰电治疗仪

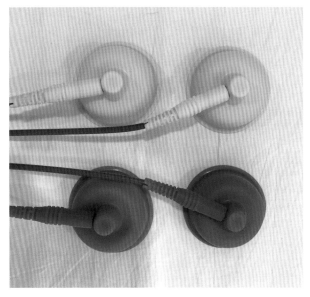

图 2-6　干扰电吸附式电极

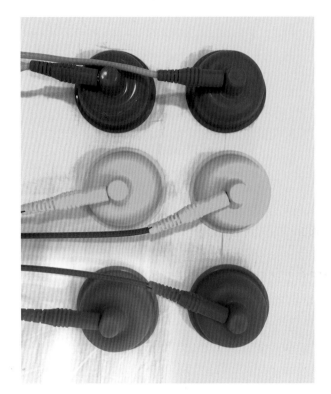

图 2-7　立体动态干扰电吸附式电极

视频 2-2

2. 操作步骤（视频 2-2）

（1）连接干扰电治疗仪电源，打开电源开关，检查电源线、电极线和电极是否连接完好。

（2）检查患者治疗部位的皮肤有无破损，如有破损，在治疗时应避开破损处皮肤。

（3）放置电极，将海绵衬垫浸湿并沥干放置于吸附电极内。对于腰部急性损伤、腰肌劳损的患者，将吸附电极放置于腰部痛区，以腰部痛区为中心交叉放置。对于腰椎间盘突出症伴下肢放射痛的患者，将吸附电极沿着患者患侧腰部、臀部、大腿后侧和小腿外侧交叉放置。对于颈部急性损伤、颈肌劳损的患者，将吸附电极放置于颈部痛区，以颈部痛区为中心交叉放置。对于颈椎间盘突出症伴上肢放射痛的患者，将吸附电极沿着患者患侧颈部、肩后部、上臂外侧和前臂外侧交叉放置。

（4）开始治疗，选择合适的治疗处方与治疗时间，按下启动键开始治疗，调节输出强度，以患者耐受为准。正常的感觉为皮肤下的蚂蚁行走感，若出现针刺感则表示电流强度过大，应当立即减小电流强度。

（5）在治疗过程中，及时询问患者治疗部位的感受，当电极下电刺激感觉减弱时，增加电流强度。若有不适出现，应当立即停止治疗。

（6）治疗结束，先从患者身上移除电极，再关闭电源。

（7）检查治疗部位的皮肤有无异常。皮肤完好，治疗结束。

3. 注意事项

（1）远离高频治疗仪。高频电场会影响电流大小及波形变化，容易发生电伤。

（2）海绵衬垫湿度适宜。海绵垫太干导电性不够，海绵垫过湿影响电极的吸附。

（3）吸附压大小适宜。吸附压过小时电极吸附不到皮肤上，且吸附压过小电极容易在治疗过程中脱落；吸附压过大时会引起皮肤发绀，严重时可能会引起疼痛和水泡。

（4）电极一定要交叉放置，才能产生差频电流。

（5）电极之间不能重叠，每两个电极间隔一个电极的距离。

（6）治疗时，电极下不应有疼痛感。如有疼痛感，应当立即停止治疗。

（7）治疗过程中，尽量静坐或静卧，以免电极脱落，损伤皮肤。

（三）适应证与禁忌证

1. 适应证

周围神经损伤，炎症，神经痛，肩周炎，颈椎病，腰椎间盘突出症，软组织扭挫伤，肌筋膜炎，肌肉劳损，关节炎，狭窄性腱鞘炎，坐骨神经痛，术后肠粘连，注射后硬结，缺血性肌痉挛，雷诺病，胃肠功能紊乱，尿潴留，尿失禁。

2. 禁忌证

植有心脏起搏器，急性炎症，出血倾向，心前区，孕妇腰腹部，严重心脏病，恶性肿瘤。

（四）处方举例

1. 诊断：颈肌劳损

▶处方　干扰电疗法。频率（fd）90~100Hz 及 0~100Hz，吸附电极 ×4，颈椎两旁交叉放置，耐受阈，20分钟／次，1次／日（图2-8）。

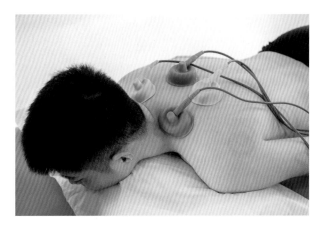

图 2-8　颈肌劳损干扰电疗法

2. 诊断：神经根型颈椎病

▶**处方**　干扰电疗法。fd 90~100Hz 及 0~100Hz，吸附电极 ×4，颈部至前臂外侧，交叉放置，耐受阈，20分钟／次，1次／日（图 2-9）。

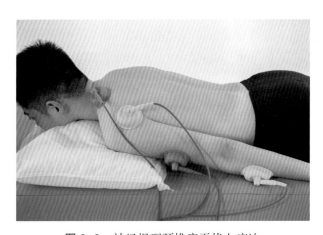

图 2-9　神经根型颈椎病干扰电疗法

3. 诊断：腰肌劳损

▶**处方**　干扰电疗法。fd 90~100Hz 及 0~100Hz，吸附电极 ×4，腰椎两旁，交叉放置，耐受阈，20分钟／次，1次／日（图 2-10）。

4. 诊断：腰椎间盘突出症

▶**处方**　干扰电疗法。fd 90~100Hz 及 0~100Hz，吸附电极 ×4，患侧腰部、臀部与大腿后侧、小腿后外侧，交叉放置，耐受阈，20分钟／次，1次／日（图 2-11）。

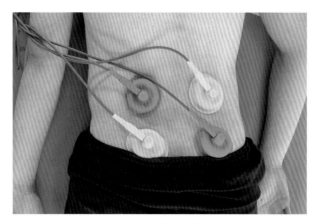

图 2-10　腰肌劳损干扰电疗法

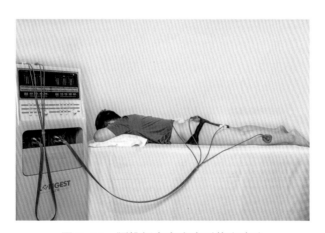

图 2-11　腰椎间盘突出症干扰电疗法

参考文献

[1] 乔志恒. 新编物理治疗学 [M]. 北京：华夏出版社，1993.

[2] 陈景藻. 现代物理治疗学 [M]. 北京：人民军医出版社，2001.

（陈春燕）

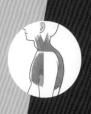

第三章
高频电疗法

将频率大于 100kHz 的高频电流作用于人体治疗疾病的方法称为高频电疗法（high frequency electrotherapy，HFE）。临床上常用的高频电疗法有短波疗法、超短波疗法和微波疗法。

一、超短波疗法

应用波长为 1~10m（频率为 30~300MHz）的高频电场作用于人体治疗疾病的方法。

（一）治疗作用

1. 改善血液循环

热效应能使局部组织血管扩张，血液、淋巴循环改善、血管和组织细胞通透性升高，局部组织营养代谢好转。

2. 消 炎

改善神经功能，使炎症病灶的神经兴奋性降低，阻断或减轻病理性冲动的恶性循环；增强免疫系统功能；促使炎症组织的 pH 值向碱性方向转化，消除组织的酸中毒，利于炎症的逆转。

3. 镇 痛

降低感觉神经的兴奋性，抑制传导；病灶部位的炎症减轻，疼痛也随之减轻。

4. 加快组织修复

超短波有促进肉芽组织和结缔组织增生的作用，故能加速创口愈合。

5. 调节神经功能

神经系统对超短波作用很敏感，中小剂量的超短波作用于头部时，常出现嗜睡等中枢神经系统轻度抑制现象；在离体的神经肌肉标本实验中发现，在兴奋性升高期，超短波电场作用（小剂量）能使之进入显著的抑制状态；在抑制期受超短波电场作用则引起兴奋性升高。

6. 调节内分泌腺和内脏器官的功能

超短波作用于胃肠交感神经、副交感神经，可改善胃肠系统血液循环，刺激胃肠黏膜细胞，进而调节胃肠分泌和吸收功能，同时缓解胃肠痉挛；超短波作用于肾脏，可扩张肾血管，改善微循环，增加肾血流量；超短波作用于肾上腺区，可升高肾上腺皮质激素水平，48h 后逐渐恢复至原有水平。

（二）设备与操作要点

1. 设 备

超短波电疗机，常用的波长有 6m、7.37m 两种，根据机器输出功率不同分为小功率机器和大功率机器，大功率超短波电疗机最大输出功率为 200~400W，配有板状电极（图 3-1）。

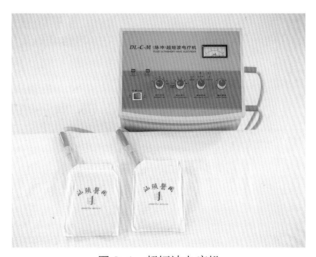

图 3-1 超短波电疗机

2. 操作方法

（1）剂量分级。可分为无热量（Ⅰ级）、微热量（Ⅱ级）、温热量（Ⅲ级）和热量（Ⅳ级）（表 3-1）。

表 3-1　超短波剂量分级

剂量分级	患者感受	氖光灯亮度	电流强度
无热量（Ⅰ级）	无温热感	氖光灯若明若暗	0~30mA
微热量（Ⅱ级）	有刚能感觉的温热感	氖光灯微亮	30~50mA
温热量（Ⅲ级）	有明显舒适的温热感	氖光灯明亮	50~80mA
热量（Ⅳ级）	有明显强烈的热感，但能耐受	氖光灯辉亮	80mA 以上

（2）放置方法。超短波治疗电极的放置方法有对置法、并置法、交叉法、单极法和体腔法。其中以对置法和并置法最常用。对置法（图 3-2）中，两个电极相对放置，电场线集中于两个电极之间，横贯治疗部位，作用较深。并置法（图 3-3）中，两个电极并列放置，电场线分散，只通过表浅组织，作用较浅。

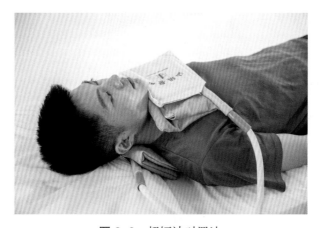

图 3-2　超短波对置法

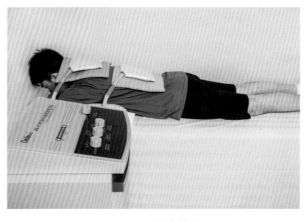

图 3-3　超短波并置法

3. **操作步骤**（视频 3-1）

视频 3-1

（1）连接超短波治疗仪电源。检查电源线及电极线连接是否良好。将"输出调节"调至"0"位，打开电源开关，此时，"零位"指示灯亮起，电子管开始预热。约 2min 后，"治疗"指示灯亮，表示预热完成，超短波治疗仪处于正常工作状态。

（2）将电极放置在治疗部位，放置方法有并置法、对置法。在电极与组织之间放置衬垫。

（3）检查患者治疗部位的皮肤有无破损或金属，如有破损或金属，在治疗时应避开破损处或金属植入部位。

（4）按治疗需要选择治疗时间，一般为 10min。

（5）先转动"输出调节"按钮，再微调"输出调谐"按钮，观察电流表，达到谐振点。

（6）在治疗过程中，询问患者有无不适。若有不适出现，应当立即停止治疗。

（7）治疗结束，电流表指示为"0"，治疗指示灯出现闪烁并发出嘀嘀声，此时，应先将输出调节旋回零位，再从患者身上取下电极。

（8）检查患者治疗部位皮肤是否完好，皮肤完好，治疗结束。

4. **注意事项**

（1）严格执行电疗安全技术要求，治疗仪必须接地线。

（2）治疗室地面需用木地板或橡皮板，治疗桌、椅、床都应是木制品或非金属制品，不使用金属制品。

（3）颈腰部应采用大功率治疗仪。

（4）患者取卧位或坐位，不必裸露治疗部位。

（5）除去患者身上一切金属物品，避免烫伤。

（6）患者和操作者的衣物和皮肤都应保持干燥。去除潮湿衣服和伤口的湿敷料，擦拭干净汗液和伤口的分泌物，避免烫伤。

（7）治疗时两条电缆应互相平行且远离，不得直接接触、交叉、打圈。

（8）治疗所使用电极的面积应稍大于治疗部位的面积，确定电极与治疗部位体表的距离，然后放置好电极与棉垫。

（9）电极与体表平行。

（10）电容电极对置时两电极距离不应小于一个电极的直径，两电极大小应等大、方向应一致；并置时电极与皮肤的间隙不宜过大，两电极间距应大于两个电极与皮肤间隙之和但不大于电极的直径。

（11）电极与皮肤距离（气距）因治疗部位以及所用机器的输出功率不同而有所不同。一般病变部位表浅，间隙宜小；病变深，间隙宜大。应用大功率治疗机时，间隙应加大；应用小功率治疗机时，间隙应缩小，在具体应用时还需考虑病变的范围和所用电极的大小。一般小电极、小功率机治疗小部位时，间隙0.5~1cm。大电极、大功率机治疗大部位，深部病变时，间隙3~4cm。

（12）治疗不平整的部位应适当使用衬垫加大治疗间隙，以免电场线集中于隆突处，保证电场线均匀。

（13）两侧肢体同时治疗时，应在两侧肢体隆突处（如双膝内侧、双内踝处）垫衬垫，以免局部电场线集中。

（14）在谐振点上进行治疗。非谐振状态下的治疗一方面损害治疗仪，另一方面造成电磁波污染环境。

（15）治疗感觉障碍或血液循环障碍的部位时，应严格控制或适当减小治疗剂量。

（16）治疗10~15d为一个疗程，以免结缔组织过度增生导致粘连或纤维化。

（三）适应证与禁忌证

1. 适应证

（1）炎症性疾病：中耳炎，腮腺炎，鼻窦炎，睑腺炎，疖，痈，蜂窝织炎，下颌感染，压疮，乳腺炎，血肿，牙周炎。

（2）消化系统疾病：胃炎，肠炎，胆囊炎，阑尾炎。

（3）泌尿系统疾病：膀胱炎，前列腺炎，急性肾炎，肾盂肾炎。

（4）呼吸系统疾病：咽炎，气管炎，支气管炎，肺炎，胸膜炎。

（5）运动系统疾病：滑膜炎，关节积液，退行性改变，风湿性关节炎，类风湿性关节炎，骨折，骨裂，肌腱炎，骨髓炎，骨膜炎。

（6）血管及神经系统疾病：静脉炎，脉管炎，面神经炎，神经痛。

2. 禁忌证

恶性肿瘤，活动性结核，心血管功能代偿不全，活动性出血，局部金属异物，植有心脏起搏器者，颅内压升高，青光眼，孕妇，慎用于结缔组织增生性疾病。

（四）处方举例

1. **诊断：颈椎病**

▶**处方** 超短波疗法。微热量，气距3cm，颈前后对置，10分钟/次，1次/日（图3-2）。

2. **诊断：颈肌劳损**

▶**处方** 超短波疗法。微热量，气距3cm，颈部并置，10分钟/次，1次/日（图3-3）。

3. **诊断：梨状肌综合征（右）**

▶**处方** 超短波疗法。微热量，气距3cm，中方极，右臀部与腹股沟区对置，10分钟/次，1次/日（图3-4）。

4. **诊断：腰椎间盘突出症**

▶**处方** 超短波疗法。微热量，气距3cm，腰部前后对置，10分钟/次，1次/日（图3-5）。

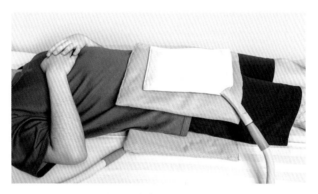

图3-4 梨状肌综合征（右）超短波疗法

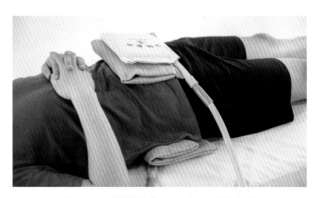

图3-5 腰椎间盘突出症超短波疗法

二、微波疗法

波长 1mm 至 1m，频率 300~300 000MHz 的电磁波为微波。微波分为分米波（波长 1~10cm，频率 300~3000MHz）、厘米波（波长 1~10cm，频率 3000~30 000MHz）、毫米波（波长 1~10mm，频率 30~300GHz）3 个波段。

（一）治疗作用

分米波与厘米波治疗能改善局部血液循环，镇痛，消散亚急性与慢性炎症，加速组织再生修复，缓解痉挛，调节神经功能，调节内分泌腺和内脏器官的功能。分米波作用可达深层肌肉，厘米波只达皮下脂肪、浅层肌肉。

（二）设备与操作要点

1. 微波治疗仪

微波辐射器分为接触式和非接触式，临床上的微波疗法（microwave electrotherapy）常用非接触式辐射器，辐射器有多种形状以适应不同的治疗部位（图 3-6、图 3-7）。

2. 治疗剂量

不同辐射器、不同部位、不同辐射距离以及不同治疗要求所用的治疗剂量不同。

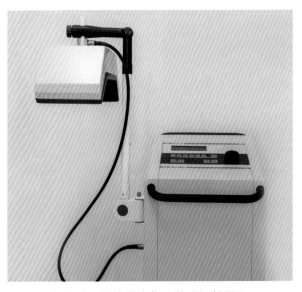

图 3-6　微波治疗仪（鞍形辐射器）

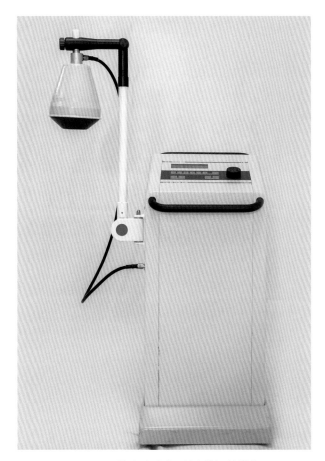

图 3-7　微波治疗仪（圆形辐射器）

3. **操作步骤**（视频 3-2）

（1）接通微波治疗仪电源，打开电源开关。

（2）检查微波治疗仪，辐射头是否牢靠，支架是否稳妥。

（3）治疗前询问患者并检查治疗部位有无异常以及金属物品。

视频 3-2

患者取舒适体位，治疗部位不必暴露。

（4）对于关节部位，将辐射头对准治疗区域中心垂直照射，辐射头与皮肤 10cm 距离，调节治疗时间，每个部位 15min，治疗剂量根据病程，一般选择 20~40W。

（5）开始治疗，在治疗过程中，要及时询问患者感受。若有不适出现，应当立即停止治疗。

（6）治疗结束，发出提示音，此时应先从患者身上移除灯头，然后关闭电源。

（7）治疗结束后，检查患者治疗部位皮肤有无异常。皮肤完好，治疗结束。

4. 注意事项

（1）开机前，检查输出电缆各接头是否拧紧。

（2）禁止空载开机，禁止用金属板或金属网正面阻挡辐射器发射的微波辐射。不得使有输出的辐射器对准任何人眼部或周围环境，防止微波对人眼部的损伤以及对环境的电磁污染。

（3）治疗时不必裸露皮肤，但必须去除潮湿的衣服、敷料和金属物。

（4）应去除治疗辐射区域的金属物品，治疗辐射区域内有金属异物者慎用或限用弱剂量。

（5）患者需进行头、颈、肩、上胸部治疗时，应以微波防护眼镜保护患者眼睛，以免微波辐射损伤晶体。

（6）男性患者不宜进行会阴部治疗，需进行下腹、腹股沟、大腿上部的治疗时，应以铜网保护会阴部，以免微波辐射损伤睾丸。

（7）老人、儿童慎用，骨和骨骺生长期禁止用大功率辐射治疗。

（8）腹部治疗慎用，若需腹部治疗宜用小剂量。

（9）长期从事微波治疗工作者需注意个人防护，必要时穿防护服、戴防护眼镜。

（三）适应证与禁忌证

1. 适应证

软组织、内脏、骨关节的亚急性与慢性炎症，伤口延迟愈合，慢性溃疡、坐骨神经痛、扭挫伤、冻伤、颈椎病，腰椎间盘突出症，网球肘，胃十二指肠溃疡。

2. 禁忌证

恶性肿瘤，活动性出血，局部金属异物，植有心脏起搏器者，颅内压增高，青光眼，孕妇。慎用于结缔组织增生性疾病，避免在眼部、睾丸与小儿骨骺部治疗。

（四）处方举例

1. 诊断：腰肌劳损

▶处方 微波疗法。30%~40%，脉冲式，鞍形辐射器，腰部患区，距15cm，15分钟/次，1次/日（图3-8）。

2.诊断：颈椎间盘突出症

▶处方 微波疗法。30%~40%，脉冲式，圆形辐射器，颈部患区，距15cm，15分钟／次，1次／日（图3-9）。

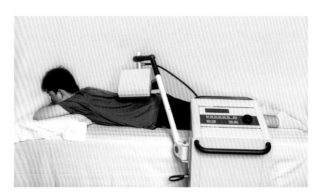

图3-8 腰肌劳损微波疗法

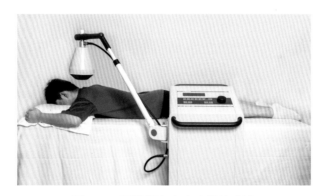

图3-9 颈椎间盘突出症微波疗法

参考文献

[1] 乔志恒.新编物理治疗学[M].北京：华夏出版社，1993.

[2] 陈景藻.现代物理治疗学[M].北京：人民军医出版社，2001.

（孙心妍）

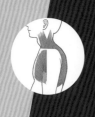

第四章
超声波疗法

超声波是指频率大于20kHz，正常人耳不能听见的机械振动波。超声波疗法（ultrasound therapy）是应用超声波作用于人体治疗疾病的疗法。

一、治疗作用

（一）神经系统

1. 周围神经

治疗剂量的超声波能减慢神经传导速度，降低神经的兴奋性，有明显的镇痛作用；超过一定剂量时，将对周围神经组织造成损害，导致神经功能和形态上的不可逆改变。

2. 中枢神经

中枢神经对超声波较敏感，高频率、固定法、连续式和较大剂量的超声会引起脑组织坏死。低频率、移动法、脉冲式和治疗剂量的超声波在脑组织中能够均匀地传播，不会有太大的能量吸收。目前临床实践表明移动法频率0.8MHz、$1W/cm^2$的连续超声或$1.25W/cm^2$、1:2的脉冲超声作用于头部不会引起脑实质损害，被认为是安全的方法和剂量。

（二）循环系统

小剂量的超声波可扩张血管，加速血液循环，解除血管痉挛，对冠状动脉供血不足有一定的疗效，还可形成侧支循环，充盈心脏毛细血管，抑制瘢痕形成。大剂量的超声波会麻痹血管的运动神经，造成血液循环障碍，引起心脏活动能力改变，导致心脏缺血性坏死，肉芽组织增生，形成瘢痕。

（三）肌肉和结缔组织

1. 横纹肌

横纹肌对超声波较敏感，小剂量超声波只对功能产生影响，降低痉挛肌肉的张力，松弛肌纤维，解除痉挛。大剂量超声波可使肌纤维变硬、失去弹性，对肌肉造成破坏。

2. 结缔组织

小剂量的超声波对有组织缺损的伤口具有刺激肉芽组织生长的作用。中剂量超声波对结缔组织过度增生具有软化消散作用。

3. 皮下脂肪

因为脂肪散热差，所以大剂量的超声波会引起局部脂肪组织过热，造成损伤。

（四）骨　骼

小剂量超声波可以增加骨折部位的血流量，促进成骨细胞的生长，可促进骨痂生长。中剂量超声波可引起骨发育不全，大剂量超声波会使骨折愈合延迟，并损害骨髓。所以幼儿骨骺端禁止使用超声波。

（五）皮　肤

使用超声波治疗时，皮肤是首先接触和直接接触的组织，身体各部位的皮肤对超声波的敏感程度不同，以面部最为敏感，腹部次之，四肢较差。治疗剂量下可产生轻微刺激感和温热感。疼痛是超声波治疗剂量过大的标志，当连续式、固定法、剂量大于 $2.5W/cm^2$ 时可使表皮及真皮坏死。

二、设备与操作要点

（一）设　备

1. 超声波治疗仪（图 4-1 至图 4-3）

由主机、声头、电源线组成。常用的声头直径有 1cm、2cm、3cm 等多种。常用频率为 0.8MHz、1MHz、3MHz。

2. 辅助设备

辅助设备是为超声波的特殊治疗或操作方便而配备的附件。

（1）水槽。常用于水下超声，大小以容纳肢体和声头的放置为宜，无特殊材

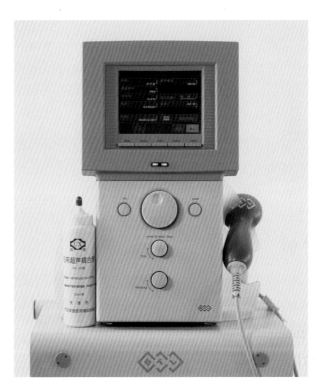

图 4-1 超声波治疗仪

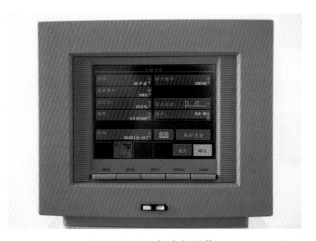

图 4-2 超声波主屏幕

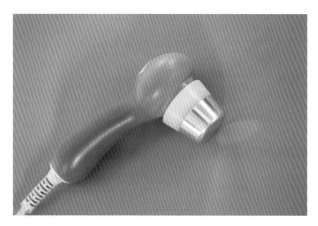

图 4-3　超声波声头

质要求（图 4-4）。

（2）水枕或水袋。用薄橡胶为材质做成的袋子，治疗时置于声头和皮肤中间。常用于骨骼凹凸不平的部位（图 4-5）。

3. 耦合剂

耦合剂是一种用于声头与皮肤之间，填塞空隙，防止因有空气层而产生界面反射的接触剂。常用耦合剂有专用的医用超声耦合剂、蒸馏水、液状石蜡、甘油等（图4-6）。

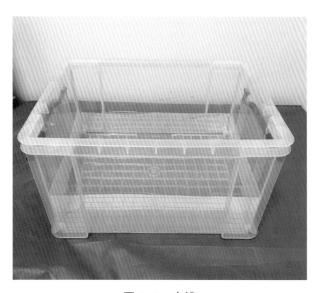

图 4-4　水槽

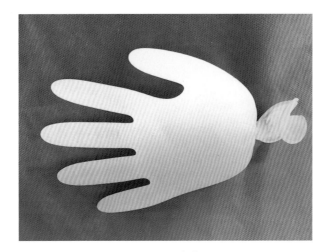

图 4-5　水袋

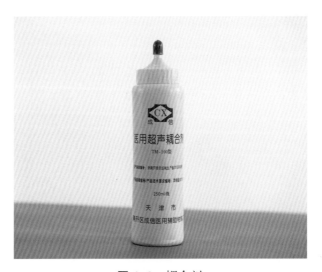

图 4-6　耦合剂

（二）操作方法

1. 输出形式

包括连续式和脉冲式两种。

2. 治疗剂量

（1）强度。临床常用的强度一般小于 $3W/cm^2$。超声波剂量等级见表 4-1。

表 4-1　超声波治疗剂量

治疗方法	固定法			移动法		
	低强度	中等强度	高强度	低强度	中等强度	高强度
连续法（W/cm²）	0.1~0.2	0.3~0.4	0.5~0.6	0.5~0.8	1~1.2	1.2~2
脉冲法（W/cm²）	0.3~0.4	0.5~0.7	0.8~1.0	1.0~1.5	1.5~2	2~2.5

急性期可采用低剂量，亚急性期可采用中剂量，慢性期可采用高剂量。

（2）时间。移动法比固定法治疗时间长，脉冲式比连续式治疗时间长。固定法 1~5min，移动法 5~10min，脉冲法 15~20min。

3. 治疗方法

分为直接接触法、间接接触法及综合法。

（1）直接接触法。分为移动法和固定法。

【移动法】声头紧贴治疗部位缓慢的往返移动，多用于皮肤平坦、面积较大的部位。移动的速度依据声头的面积和治疗面积进行调整，一般为 1~2cm/s，治疗时间为 5~10min。

【固定法】声头在固定治疗部位，多用于病灶较小且局限的部位，痛点或穴位。

操作步骤（视频 4-1）：

①连接超声波治疗仪电源，打开电源开关。检查电源线、声头是否连接良好。

②患者取舒适体位，充分暴露治疗部位，检查治疗部位有无异常。

③调节治疗时间以及输出剂量，常用强度为 0.8~1.2W/cm²。

视频 4-1

④在治疗部位涂上耦合剂，声头轻压接触疼痛区域。对于神经根型颈椎病和腰椎间盘突出症，在关节突出节段进行治疗。

⑤按"启动"键开始治疗，在治疗过程中，声头与治疗部位垂直并缓慢往返或回旋移动，移动速度约为 1~2cm/s。要及时询问患者感受，是否有不适的感觉出现。

⑥治疗结束时，仪器发出提示音。此时应先从患者身上移除声头，然后关闭电源。

⑦治疗结束后，检查患者治疗部位皮肤有无异常。皮肤完好，治疗结束。

（2）间接接触法。包括水下法和辅助器法。

【水下法】用于面积较小、表面不规则不易接触的部位。

操作步骤:

①接通电源,治疗部位置于蒸馏水或煮沸过的36~38℃温水中,声头浸入水内,对准治疗部位,声头和皮肤保持1~5cm的距离。如果声头表面和体表有气泡聚集应拭去气泡再开始治疗。

②调节治疗剂量及时间,声头可缓慢移动或固定不动,声头与治疗部位皮肤表面垂直,以减少超声波的反射。

③治疗结束,同移动法。

【辅助器法】借助水枕和水袋的治疗方法。也适用于不平坦、不规则的部位。如颈部、眼、凹陷部位。该方法的优点是超声波能量高度集中于治疗部位(图4-7)。

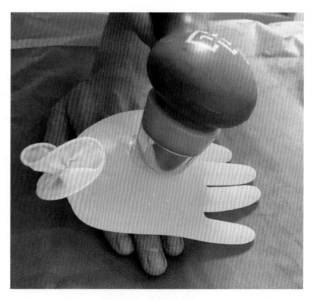

图4-7　辅助器法

操作步骤:

① 将水枕或水袋中注满煮沸除气过的温水。

② 在水枕或水袋与声头和皮肤贴合处均涂上耦合剂。

③ 接通电源,调节治疗剂量及时间,声头可缓慢移动或固定不动,声头紧贴水枕或水袋进行治疗。

④ 治疗结束,同移动法。

(3)综合法。超声波结合其他治疗的方法,临床上常见于超声波药物透入疗法、超声雾化吸入疗法。

（三）注意事项

（1）定期检测仪器输出剂量的准确性，确保其正常输出。

（2）切忌声头空载或碰撞，避免引起晶片过热损坏或破裂。

（3）治疗过程中不得卷曲或扭转仪器导线。

（4）治疗人员不得直接手持声头为患者治疗。

（5）治疗中，密切观察患者，如出现疼痛或烧灼感，应立即停止治疗，查明原因并及时纠正。

（6）不能通过增大强度来缩短治疗时间，也不能用延长时间来降低治疗强度。

三、适应证与禁忌证

1.适应证

瘢痕组织，肌肉劳损，软组织扭伤，挫伤，颈椎病，腰椎病，肩关节疾病，膝关节疾病，网球肘，腱鞘炎，颞下颌关节紊乱综合征，腕管综合征，骨折，三叉神经痛，坐骨神经痛，幻肢痛，带状疱疹后遗症神经痛，乳腺炎，乳腺增生。

2.禁忌证

恶性肿瘤，有出血倾向，化脓性炎症，感染部位，儿童骨骺端，心前区，活动性结核，严重的血栓性静脉炎，多发性血管硬化，孕妇腰腹部，植有心脏起搏器，放射线治疗期间及随后半年内，消化道大面积溃疡。

四、处方举例

1.诊断：颈部肌肉劳损

▶**处方** 超声波疗法。脉冲慢移法，1.2~2.5W/cm^2，颈后肌肉劳损处，10分钟/次，1次/日（图4-8）。

2.诊断：腰椎间盘突出症（L4~L5）

▶**处方** 超声波疗法。脉冲慢移法，1.2~2.5W/cm^2，L4~L5处，10分钟/次，1次/日（图4-9）。

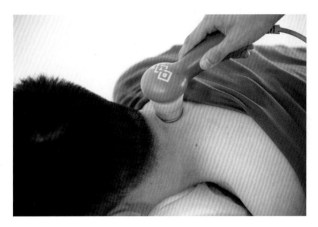

图 4-8　颈部肌肉劳损超声波治疗

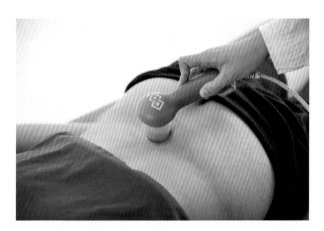

图 4-9　腰椎间盘突出症超声波治疗

参考文献

[1] 乔志恒 . 新编物理治疗学 [M]. 北京：华夏出版社，1993.

[2] 陈景藻 . 现代物理治疗学 [M]. 北京：人民军医出版社，2001.

[3] 牟翔 . 西京康复理疗科临床工作手册 [M]. 西安：第四军医大学出版社，2012.

（韦宝珠）

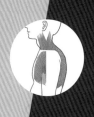

第五章
磁疗法

磁疗法（magnetotherapy）是指利用磁场的物理特性作用于人体局部或穴位治疗疾病的方法，简称磁疗。

一、治疗作用

1. 镇　痛

改善血液循环，纠正因缺血、缺氧、水肿、致痛物质聚集等引起的疼痛；加快致痛物质分解转化而减轻疼痛；降低神经末梢兴奋性及阻滞感觉神经传导减轻疼痛；作用于穴位，通经活络缓解疼痛。

2. 镇　静

低强度磁场对大脑皮层的抑制加强，从而达到镇静效果。

3. 消　炎

改善局部血液循环，提高组织通透性，炎性物质得以吸收和消散。

4. 消　肿

磁场有抗渗出和促进吸收的双重作用。

5. 降血压

通过穴位治疗降低血压，调节神经和血管功能、扩张血管、降低外周阻力。尤其对 I 、II 期高血压有较好疗效。

6. 止　泻

增强ATP酶活性，使小肠吸收功能加强；增强胆碱酯酶活性，使肠道分泌减少，蠕动减慢，利于水分和其他营养物质在肠黏膜的吸收；抗渗出作用。

二、设备与操作要点

1. 设 备

常用磁疗设备为低频磁治疗仪、磁振热治疗仪和脉冲磁治疗仪。

（1）低频磁治疗仪（图 5-1、图 5-2）。由主机、电源线、磁头组成。磁头有小圆形、大圆形、鞍状、马蹄形等形状。治疗不同部位时可以选择不同的磁头。

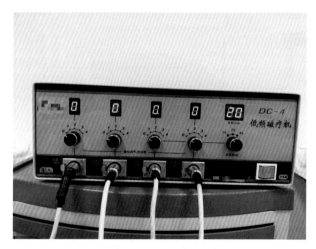

图 5-1　低频磁治疗仪

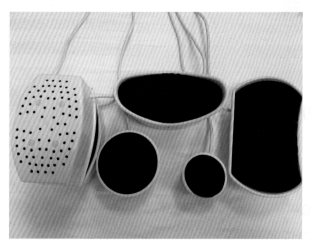

图 5-2　低频磁疗机磁头

低频磁的治疗剂量分为 1~4 档。

（2）磁振热治疗仪（图 5-3、图 5-4）。由主机、电源线、磁片组成。磁片有鞍形和长方形两种形状。治疗不同部位时可以选择不同的磁片。

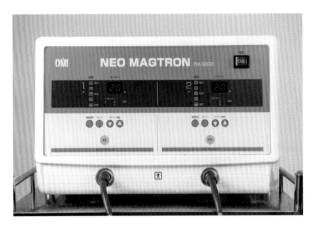

图 5-3　磁振热治疗仪

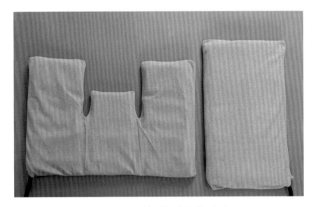

图 5-4　磁振热治疗仪磁片

治疗剂量分为 40℃、45℃、50℃、55℃、60℃ 5 档，磁场输出分为连续和间断两种模式。

（3）脉冲磁治疗仪（图 5-5、图 5-6）。由主机、电源线、磁片组成。可根据需要选择不同的治疗时间、治疗模式、磁场强度、振动频率、占空比和红外温度档位。参数项目及范围：治疗模式 M1~M12 档，磁场强度 1~3 档，振动频率 0.5~100Hz，占空比 1%~60%，红外温度 0~5 档、36~53℃。

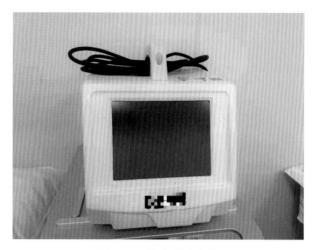

图 5-5　脉冲磁治疗仪

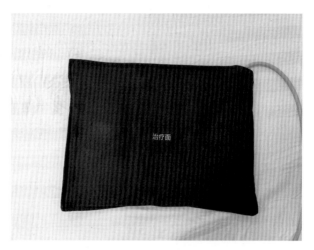

图 5-6　脉冲磁治疗仪磁片

2. 操作要点

（1）低频磁治疗仪。

①核对医嘱，排除禁忌证。

②检查电源线、磁头是否连接良好，旋钮是否调至"0"位，接通电源，打开"电源"开关。

③检查治疗部位有无异常，选择合适的磁头置于治疗部位并固定。告知患者治疗中有振动感。

④根据患者情况选择"交变"或"间断"输出模式。

⑤调节"输出调节"到合适档位，开始治疗。

⑥治疗过程中，观察并询问患者有无不适。

⑦治疗结束后，先将"输出调节"归"0"，再取下磁头，最后关机并检查患者治疗部位有无异常。

（2）磁振热治疗仪（视频5-1）。

①连接磁振热治疗仪电源，打开电源开关，检查电源线、磁片是否连接良好。

②治疗前必须询问患者，并检查治疗部位有无异常。

③在治疗部位放置磁片时，磁片以痛点为中心摆放，无需与皮肤直接接触，治疗部位裸露皮肤需放置单层毛巾，防止烫伤，必要时用绑带或沙袋固定。对于腰部急性损伤、腰肌劳损、腰椎关节突综合征，选择腰部痛区为中心放置；对于腰椎间盘突出症伴有下肢放射痛患者，选择腰部以及下肢痛区放置；对于颈部急性损伤、颈肌劳损、颈椎关节突综合征，选择颈部痛区为中心摆放；对于神经根型颈椎病伴有上肢放射痛患者，选择颈部与上肢痛区放置。

视频5-1

④根据病程选择合适的治疗剂量，亚急性期一般为最低热量40℃，慢性期一般为50℃，以患者舒适的温热感为宜，按启动键开始治疗，治疗时间一般为20min。

⑤在治疗过程中要及时询问患者感受，以免治疗时烫伤患者。

⑥治疗结束，仪器发出提示音，此时应先从患者身上移除磁片，然后关闭电源。

⑦治疗结束后，检查患者治疗部位皮肤有无异常，皮肤完好，治疗结束。

（3）脉冲磁治疗仪。

①核对医嘱，排除禁忌证。

②检查电源线、磁头是否连接良好，旋钮是否调至"0"位，接通电源，打开"电源"开关。

③选择合适的磁片放置于治疗部位并固定。告知患者治疗中有振动感和热感。

④选择治疗时间、治疗模式、磁场强度、振动频率、占空比和红外温度档位。

⑤治疗过程中，观察并询问患者有无不适，如有不适，应立即停止治疗。

⑥治疗结束后，先取下磁片，再关机，并检查患者治疗部位有无异常。

3. **注意事项**

（1）治疗时，应根据治疗部位，选用合适的磁头或磁片，使治疗面与治疗部位密切接触。

（2）注意勿使磁卡、手机、手表、录音磁带、录像带等接近磁片或磁头。

（3）磁片、磁头不得撞击，以免磁场破坏、磁感应强度减弱。

（4）定期检查永磁体的磁感应强度，强度减弱时应及时充磁。

（5）眼部、头面部、胸腹部、老人、幼儿、体弱者、高血压病患者不宜选择高强度磁场，不宜长时间治疗。

（6）磁疗的不良反应发生率较低，表现为心慌、心悸、气短、无力、头晕、失眠、嗜睡、兴奋、恶心、胃部不适等症状。停止磁疗、减少剂量或改变磁疗方法，不良反应可消失。

三、适应证与禁忌证

1. **适应证**

外科疾病：扭挫伤，颈椎病，落枕，腰椎间盘突出症，腰肌劳损，肩周炎，肱骨外上髁炎，腱鞘囊肿，腕管综合征，血肿。

内科疾病：腹泻，胃炎，高血压，风湿性关节炎，肠炎，胃炎，三叉神经痛，面神经麻痹，失眠。

妇科疾病：痛经，盆腔炎，乳腺增生。

皮肤科疾病：静脉曲张，慢性皮肤溃疡，带状疱疹，神经性皮炎。

五官科疾病：睑腺炎，鼻炎，牙痛，耳廓假性囊肿。

2. **禁忌证**

生命体征不平稳，危重症，体质极度衰弱，高热，不能耐受磁疗副作用，孕妇腰腹部，植有心脏起搏器者的心前区。

四、处方举例

1. **诊断：颈肌劳损**

▶**处方** 磁疗法。磁振热治疗仪，中热量，颈部痛区放置，20分钟/次，

1次／日（图5-7）。

2. 诊断：颈椎病

▶**处方** *磁疗法。磁振热治疗仪，中热量，颈部、上肢痛区放置，20分钟／次，*

1次／日（图5-8）。

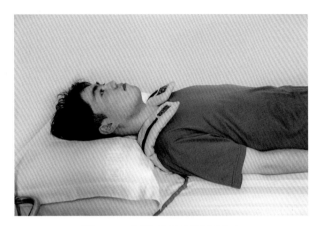

图 5-7　颈肌劳损磁振热治疗

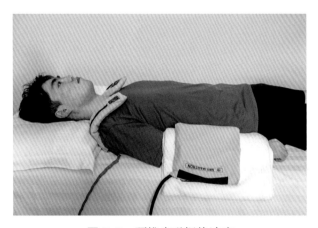

图 5-8　颈椎病磁振热治疗

3. 诊断：腰肌劳损

▶**处方** *磁疗法。磁振热治疗仪，中热量，腰痛区放置，20分钟／次，1次／日（图*

5-9）。

4. 诊断：腰椎间盘突出症

▶**处方** *磁疗法。磁振热治疗仪，中热量，腰部、下肢痛区放置，20分钟／次，*

1次／日（图5-10）。

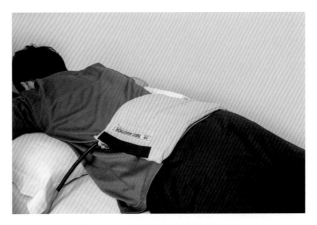

图 5-9　腰肌劳损磁振热治疗

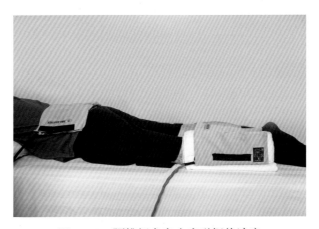

图 5-10　腰椎间盘突出症磁振热治疗

参考文献

[1] 乔志恒 . 新编物理治疗学 [M]. 北京：华夏出版社，1993.

[2] 陈景藻 . 现代物理治疗学 [M]. 北京：人民军医出版社，2001.

（林小东）

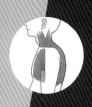

第六章 传导热疗法

传导热疗法是指应用各种热源为介质，将热量直接传导到人体以达到治疗目的的方法。传导热疗法的特点是：所需设备简单，操作容易，应用范围广。临床中常见的传导热疗法包括石蜡疗法、湿热袋疗法、泥疗法、地蜡疗法、坎离砂疗法等。本章以石蜡疗法为例介绍传导热疗法在颈腰痛治疗方面的应用。石蜡疗法是利用加热熔化的石蜡作为导热体将热能传递至机体以治疗疾病的方法。

一、治疗作用

1. 促进局部血液循环

局部组织在进行石蜡疗法后，皮肤毛细血管扩张，血流增快，血流量增加，局部组织新陈代谢加快。同时机械压迫作用也可使局部皮肤表面毛细血管轻微受压，防止组织内淋巴液和血液渗出，减轻组织水肿。具有很好的消炎和止痛效果。

2. 软化瘢痕组织和挛缩的肌腱

石蜡的机械压缩可使皮肤保持柔软和弹性，提高皮肤的紧张度，对瘢痕和肌腱挛缩具有软化和松解的作用，从而减轻因瘢痕挛缩引起的疼痛。

3. 促进上皮组织生长

石蜡疗法可使局部皮肤代谢增强，同时可以保持创面的湿润，石蜡中所含的某些碳氢化合物能够刺激上皮的生长，加速上皮再生。

二、设备与操作要点

（一）设　备

智能蜡疗系统：一键制作蜡饼，全自动，无需人工接蜡、制饼（图 6-1）。

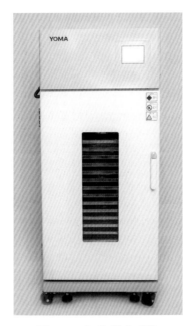

图 6-1　智能蜡疗系统

（二）操作步骤

石蜡治疗前需要清洁治疗区域皮肤，根据不同的疾病性质、程度、部位和治疗目的选择不同的治疗方法。

1. 蜡饼法

自动蜡疗机制作的蜡饼厚度约 1~1.5cm，表面温度 45~50℃，将蜡饼紧敷于治疗部位，再用棉垫或者毛毯包好。蜡饼法操作简单，适用于较大面积的治疗。治疗时间 20min，每日或者隔日一次。

2. 刷蜡法

将加热后完全熔化的蜡液冷却至 55~65℃，用排笔蘸取蜡液在治疗部位均匀涂刷，使皮肤表面形成一层蜡膜，反复涂刷至 0.5~1cm 厚时外面再包一块蜡饼，或继续涂刷至 1~2cm 厚，外包油布或棉垫保温。治疗时间 20min，每日或者隔日一次。刷蜡法能够加强石蜡的机械压迫作用。

3. **蜡袋法**

用厚 0.3~0.5mm 的聚乙烯薄膜压制成大小不同的袋子，装入 1/3 溶解的石蜡，排出空气封口备用。治疗时将蜡袋放入热水（不超过 80~99℃）中熔解，并放于治疗部位。此方法具有操作简单、清洁、携带方便的优点。

（三）注意事项

（1）不可采取直接加热法熔蜡防止引起石蜡变质、燃烧。

（2）治疗时保持治疗部位静止不动，以免蜡饼或蜡膜破裂导致蜡液流出造成烫伤。

（3）治疗部位有瘢痕、感觉障碍、血液循环障碍时应谨慎应用，蜡温度可稍低以避免烫伤。

（4）少数患者对蜡疗过敏后，会出现皮肤瘙痒和丘疹，停止治疗后症状可消失。

三、适应证与禁忌证

1. **适应证**

术后瘢痕组织，肌肉挛缩，软组织扭挫伤恢复期，肌纤维组织炎，肌肉痉挛。

2. **禁忌证**

高热，昏迷，急性化脓性炎症，孕妇腰腹部，恶性肿瘤，出血倾向。周围神经损伤等引起局部感觉障碍者慎用。

四、处方举例

1. **诊断：颈部肌肉劳损**

▶处方 蜡饼法。温热量，颈肩部放置，20分钟／次，1次／日（图6-2）。

2. **诊断：颈椎病**

▶处方 蜡饼法。温热量，颈部、肩部、手臂痛点放置，20分钟／次，1次／日（图6-3）。

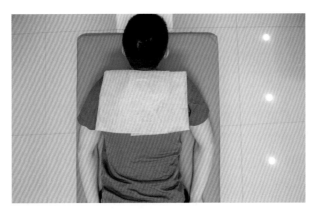

图 6-2　颈部肌肉劳损蜡饼法

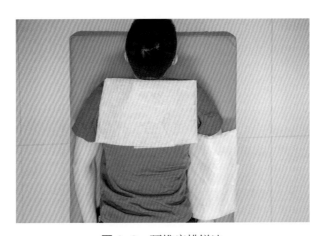

图 6-3　颈椎病蜡饼法

3. 诊断：腰肌劳损

▶处方 蜡饼法。温热量，腰部放置，20 分钟 / 次，1 次 / 日（图 6-4）。

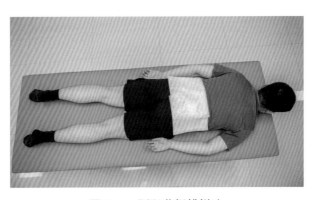

图 6-4　腰肌劳损蜡饼法

4.诊断：**腰椎间盘突出症**

▶**处方** 蜡饼法。温热量，腰部、臀部、腿部痛区处放置，20分钟／次，1次／日（图6-5）。

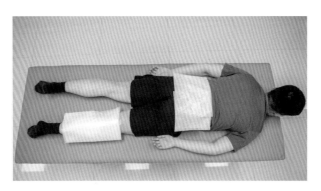

图 6-5　腰椎间盘突出症蜡饼法

参考文献

[1] 乔志恒.新编物理治疗学 [M].北京：华夏出版社，1993.

[2] 陈景藻.现代物理治疗学 [M].北京：人民军医出版社，2001.

（王旭龙）

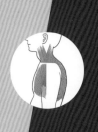

第七章
冷疗法

冷疗法是应用比人体温度低的物理因子（冷水、冰等）刺激皮肤或黏膜，使皮肤和内脏器官的血管收缩，改变人体局部或全身血液循环和新陈代谢状况的治疗方法。冷疗温度通常为0℃以上，但低于体温。

一、治疗作用

1.对神经系统的影响

兴奋作用：瞬时间的寒冷刺激可使神经兴奋性增高。抑制作用：持续的冷作用主要使神经的兴奋性降低。

2.对血液循环系统的作用

对周围血管的作用：短时间的冷刺激后，受刺激部位的血液循环得到改善，出现反应性充血、皮肤发红、皮温升高，可防止局部组织因缺血而导致损伤。当较长时间（超过15~30min）刺激皮肤冷却到8~15℃时，血管的舒缩力消失，小静脉及毛细血管扩张，外周血流量明显减少，皮肤发绀变冷，因此，对急性期炎症性水肿、创伤性水肿及血肿的消退，有良好的疗效。对心血管的作用：冷疗对心血管系统不会造成过度负荷。对心脏局部进行冷敷，可使迷走神经兴奋性增强，心率减慢，心排出量减少，从而引起血压降低。

3.对消化系统的作用

促进作用：对腹部进行冷敷4~18min后，会引起胃及大部分胃肠道反射性活动增强，胃液及胃酸分泌增多。抑制作用：饮用冷水或使胃冷却时，胃血流量降低，胃酸、胃液分泌减少，胃的蠕动减少，胃排空时间延长。止血：胃出血或上消化道出血时，可在病灶局部相应部位进行冰敷。

4.对肌肉的作用

短时间的冷刺激，对肌肉组织有兴奋作用。长时间的冷刺激，可使骨骼肌的收缩期、舒张期及潜伏期延长，降低肌张力，降低肌肉的收缩力。

5.对皮肤及组织代谢的作用

降低皮肤温度，可使组织代谢率下降，耗氧量减少，炎性介质活性降低，代谢性酸中毒减轻。

6.对炎症和免疫反应的影响

影响炎症反应：冷疗可以促进局部组织血管收缩，降低组织代谢，抑制血管的炎性渗出和出血，并可缓解疼痛。影响免疫反应：局部冷疗可以降低炎性介质的活性。

二、设备与操作要点

（一）设 备

根据采用的冷疗方法而配备冷冻剂，贮冷器及冷疗器等，采用非破坏性冷冻时，常需备有浴桶、浴盆、毛巾、冰袋、冰箱等。例如冷空气治疗仪（图 7-1），

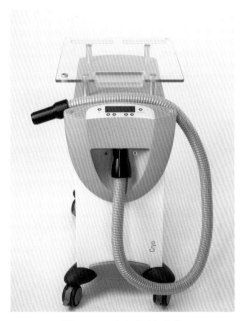

图 7-1 冷空气治疗仪

可通过调节1~9级气流级别、治疗时间、喷嘴到皮肤的距离来达到不同的治疗目的，高气流级别短距离快速冷却表面，低气流级别远距离冷却深层组织。

（二）操作要点

1. 冰袋冷敷

将碎冰块放入橡胶囊中或使用化学冰袋敷于治疗部位，或缓慢移动摩擦，持续15~20min。

2. 冷空气疗法

将冷空气治疗仪产生的冷空气吹向治疗部位，持续数分钟。

3. 冷水浸泡

将患者的肢体浸入4~10℃的冷水中5~30min，视患者的病情与耐受而定。

4. 冰水冷敷

将毛巾浸入冰水后拧出多余水分，敷于患处，每隔2~3min更换1次，可持续15~20min。

5. 冰水局部浸入

将患者的治疗部位浸入含有碎冰的4~10℃冰水中，数秒后提出擦干，做被动活动或主动活动，复温后再浸入，如此反复，半小时内浸入3~5次，以后逐渐延长浸入时间达1min。

6. 冷加压

将冷加压治疗仪包裹治疗部位，使用7℃的温度治疗5~10min。

7. 冷气雾喷射

在冷气雾喷射器距体表2cm处向治疗部位喷射5~20s，间隔0.5~1min后再喷，反复喷数次，共3~5min，直到皮肤苍白为止。

（三）注意事项

（1）在治疗部位周围的皮肤上涂液状石蜡可预防表现为皮肤发红、肿胀、触痛的冰灼伤，冰灼伤一般发生在冷刺激24h以内。

（2）治疗前应小范围进行皮肤过敏试验。

（3）冬季应注意非治疗部位的保暖。

（4）喷射类的治疗禁用于头面部，以免造成眼、鼻、呼吸道的损伤。

三、适应证与禁忌证

1.适应证

一般用于急性期。48h 内的急性创伤，轻微烧伤和烫伤的即时治疗，疼痛，软组织损伤，关节炎症，痉挛状态，内脏出血，早期蛇咬伤的辅助治疗，高热，中暑的物理降温，扁桃体术后喉部出血水肿，类风湿关节炎，重型颅脑损伤的亚低温治疗。对由冷引起的支气管哮喘、寒冷性荨麻疹等用冷疗型脱敏治疗。

2.禁忌证

严重内科疾病（高血压，心、肺、肾功能不全等），对冷不耐受或对冷过敏，局部感觉及血液循环障碍。言语、认知功能障碍者慎用。

四、处方举例

1. 诊断：**腰肌劳损**

▶**处方** 冷空气治疗。气流级别 6 级，距离皮肤 5~10cm，腰部痛区，5~10 分钟 / 次，2~3 次 / 日（图 7-2）。

2. 诊断：**腰部急性损伤**

▶**处方** 冷敷法。腰部痛区，15~20 分钟 / 次，2~3 次 / 日（图 7-3）。

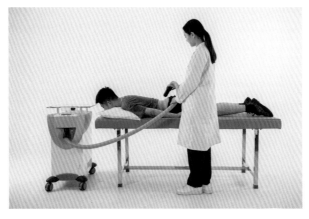

图 7-2　腰肌劳损冷空气治疗

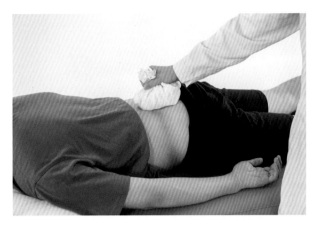

图 7-3　腰部急性损伤冷敷法

参考文献

[1] 乔志恒 . 新编物理治疗学 [M]. 北京：华夏出版社，1993.

[2] 陈景藻 . 现代物理治疗学 [M]. 北京：人民军医出版社，2001.

[3] 郭玉德 . 实用冷冻疗法（第 2 版）[M]. 北京：人民卫生出版社，2006.

（赵航琨）

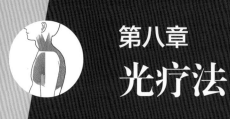

第八章 光疗法

光疗法是利用各种光辐射作用于人体以达到治疗和预防疾病的方法。

一、光 谱

详见表8-1。

表8-1 光谱

名称	波长
长波红外线	1.5~400μm
短波红外线	1500~760nm
红光	760~650nm
橙光	650~600nm
黄光	600~560nm
绿光	560~530nm
青光	530~490nm
蓝光	490~450nm
紫光	450~400nm
长波紫外线	400~320nm
中波紫外线	320~280nm
短波紫外线	280~180nm

二、红外线疗法

光谱中波长范围介于760nm和400μm的光线称为红外线，是一种不可见光线，因波长较长，光量子的能量低，其生物学效应主要是热作用，因此又称为热射线。医用红外线分为近红外线（或短波红外线）和远红外线（或长波红外线）。近红外线的波长为 0.76nm 至 1.5μm，穿入人体组织较深，约 30~80mm；远红外线波长为 1.5~400μm，多被表层皮肤吸收，穿透组织深度约 5mm。

（一）治疗作用

1. 肌肉痉挛

热作用可以减弱骨骼肌和胃肠道平滑肌的肌张力，降低肌梭中 γ 纤维兴奋性，使牵张反射减弱，肌张力下降，肌肉松弛。

2. 消炎作用

红外线照射升高局部温度，改善循环，促进渗出物吸收，消除肿胀，增加免疫功能，提高吞噬细胞的吞噬能力，利于慢性炎症的吸收、消散。

3. 镇痛作用

热能降低感觉神经的兴奋性，提高痛阈。并通过缓解肌肉痉挛、消肿、消炎和改善血液循环等，缓解疼痛。

4. 促进组织再生

红外线能改善组织营养，促进成纤维细胞和纤维细胞的再生，促进肉芽生长，增强组织修复和再生功能，加速伤口愈合。

5. 减轻术后粘连，软化瘢痕

热作用可以使伤口表面干燥，促进组织肿胀吸收和血肿消散，减轻术后粘连，促进瘢痕软化。

（二）设 备

电磁波谱治疗仪，波长为 2.5~13.5μm，包括固定支架、红外线灯及灯罩（图 8-1）。

（三）操作步骤

（1）治疗前，检查仪器，灯头安装是否牢固，支架是否稳妥，接通电源。

（2）检查照射部位皮肤。根据不同的照射部位，取舒适坐位或卧位，充分暴露照射部位，灯头中心必须垂直于照射部位，一般照射灯距 25~50cm。

（3）照射剂量通过灯距调整，根据皮肤温度、患者的感觉来调节，照射时患者应感到舒适的温热感，不能感到烧灼感或疼痛。

（4）选择治疗时间，按"启动"键开始治疗。治疗中询问患者有无温度过高

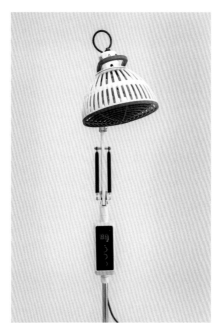

图 8-1　电磁波谱治疗仪

等不适感。

（5）照射结束后，移开灯头，关闭电源。

（6）检查照射部位皮肤。

（四）注意事项

（1）照射前必须询问并检查治疗局部皮肤有无感觉障碍。

（2）照射时密切观察，以免烫伤。

（3）对于新鲜的植皮、瘢痕区，照射时宜拉开距离，以免烫伤。

（4）照射部位有伤口时应先清洁再照射。

（5）对于急性损伤出血倾向者，不宜用红外线照射。

（6）照射时需注意保护眼睛。操作者佩戴防护镜，照射头部时，患者也应佩戴防护镜或用浸水棉花敷于眼睛上。

（五）适应证与禁忌证

1. 适应证

亚急性、慢性疼痛及炎症，如扭伤、腰肌劳损、软组织肿胀、肌痉挛、风湿性关节炎、滑囊炎、筋膜炎、浅静脉炎、皮肤溃疡、挛缩的瘢痕。

2. 禁忌证

恶性肿瘤，有出血倾向，高热，急性损伤及急性感染性炎症，闭塞性脉管炎及重度动脉硬化，过敏性皮炎，孕妇腰腹部。

（六）处方举例

1. 诊断：颈部肌肉劳损

▶处方 红外线疗法。温热量，距离皮肤 30~50cm，以颈部痛区为中心照射，15~20 分钟／次，1 次／日（图 8-2）。

2. 诊断：腰部肌肉劳损

▶处方 红外线疗法。温热量，距离皮肤 30~50cm，以腰部痛区为中心照射，15~20 分钟／次，1 次／日（图 8-3）。

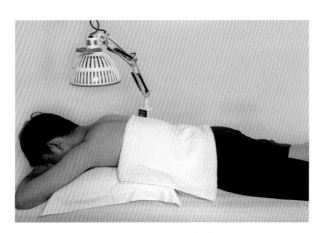

图 8-2　颈部肌肉劳损红外线疗法

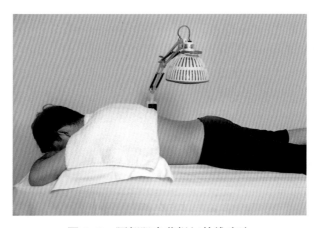

图 8-3　腰部肌肉劳损红外线疗法

三、红光疗法

红光疗法的波长范围以650~760nm的红色可见光波段为主,穿透性强,具有一定程度的热效应,利用红光治疗疾病的方法称为红光疗法。

(一)治疗作用

红光被组织吸收产生热效应,促进组织血管扩张,加速血液循环,改善组织营养代谢,促进炎症吸收和消散,缓解疼痛,缓解肌肉痉挛。

(二)设 备

红光治疗仪,波长为600~700nm,包括固定支架和红光灯(图8-4)。

(三)操作步骤(视频8-1)

(1)连接电源线,打开电源开关,检查灯头是否牢固,支架是否稳妥。

(2)治疗前询问患者并检查治疗部位有无异常。患者取舒适体位,充分暴露疼痛区域。

视频8-1

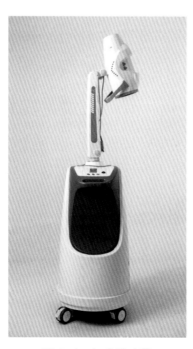

图8-4 红光治疗仪

（3）将灯头对准疼痛区域中心垂直照射，灯与皮肤距离 25cm，夹指夹式脉搏血氧仪。

（4）调节治疗时间，按"启动"键开始治疗。治疗时间为每个部位 20min。

（5）在治疗过程中，以治疗部位有舒适的温热感为宜。要及时询问患者感受，是否有不适的感觉出现。

（6）治疗结束时，仪器发出提示音。此时应先从患者身上移除灯头，然后关闭电源。

（7）治疗结束后，检查患者治疗部位皮肤有无异常。皮肤完好，治疗结束。

（四）注意事项

（1）皮肤感觉障碍者慎用红光。

（2）若治疗部位有创面，治疗前需对创面先进行清洁。

（3）治疗剂量通过灯距调整，根据皮肤温度、患者的感觉来调节，治疗时患者应感到有舒适的温热感，不能感觉烧灼感或疼痛。

（4）治疗时需密切观察，若患者有不适或烫伤等立即停止治疗，进行冷疗。

（5）治疗过程中不得随意移动体位或灯头。

（五）适应证与禁忌证

1. 适应证

疼痛，亚急性、慢性期炎症，包括软组织损伤、肌肉劳损、骨关节慢性炎症、神经痛等。

2. 禁忌证

恶性肿瘤，出血倾向，高热，急性损伤及急性感染性炎症，闭塞性脉管炎、重度动脉硬化，过敏性皮炎，孕妇腰腹部。

（六）处方举例

1. 诊断：颈椎病

▶处方 红光疗法。温热量，距离皮肤 30~50cm，以颈部痛区为中心照射，15~20 分钟 / 次，1 次 / 日（图 8-5）。

2. 诊断：腰椎病

▶处方 红光疗法。温热量，距离皮肤 30~50cm，以腰部痛区为中心照射，15~20 分钟 / 次，1 次 / 日（图 8-6）。

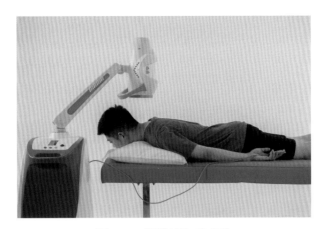

图 8-5 颈椎病红光疗法

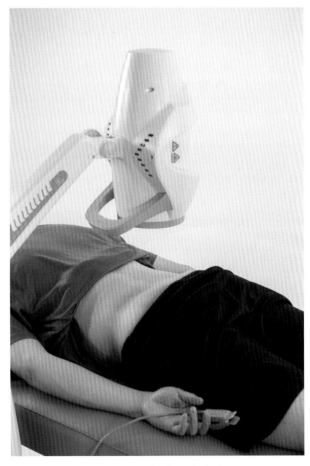

图 8-6 腰椎病红光疗法

四、激光疗法

激光是受激辐射放大产生的光，能量密度高，因此具有亮度高、方向性好、单色性好及相干性强等特点。

（一）治疗作用

1. 消炎镇痛

激光可刺激机体自身释放消除疼痛的化学物质，减少引起疼痛的介质数量，脉冲模式产生的独特光压波可刺激游离神经末梢，阻断痛感传递，达到止痛效果。

2. 加速溃疡和伤口愈合

从细胞水平上进行生物刺激，加快腺苷三磷酸（ATP）的合成；进一步促进核糖核酸（RNA）和脱氧核糖核酸（DNA）的合成和加速细胞修复；加快细胞活动，促进酶合成。

3. 加速骨折愈合

氦氖激光照射可刺激骨痂部位血管新生，加速骨的形成。

4. 促进血液循环

浅表组织吸收红外波段的激光可产生热效应，舒张血管，增加通透性，加快血流灌注。

5. 促进神经再生

当周围神经损伤后，如果神经细胞完整，用氦氖激光照射能促进神经再生。

6. 增强机体免疫功能

氦氖激光照射后可以促进 B 细胞分化，从而增强机体的体液免疫功能，还可以增加巨噬细胞吞噬活性。

（二）设　备

1. 低功率氦氖激光治疗仪（图 8-7）

波长 632.8nm，包括散焦模式（图 8-8）和光导纤维模式（图 8-9）。

2. 高能量激光治疗仪（图 8-10、图 8-11）

波长 980nm，包括准直器。

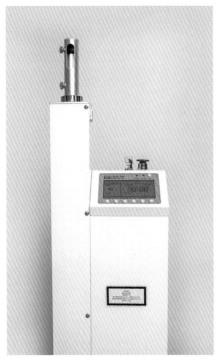

图 8-7 低功率氦氖激光治疗仪

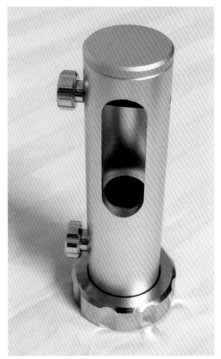

图 8-8 散焦模式

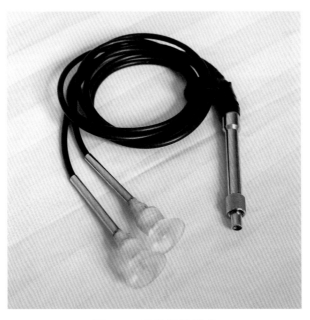

图 8-9 光导纤维模式

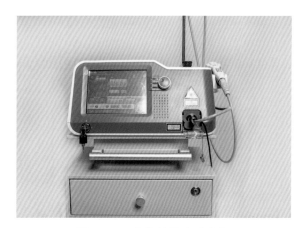

图 8-10　高能量激光治疗仪

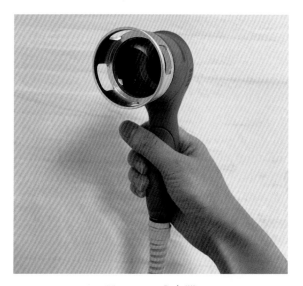

图 8-11　准直器

（三）操作步骤

1. 低功率氦氖激光

（1）接通电源，检查仪器，调节电流输出，使发光稳定。

（2）患者取舒适体位，充分暴露治疗部位，检查治疗部位皮肤。

（3）根据治疗部位及治疗目的选择散焦模式或光导纤维模式，设定治疗参数。

（4）散焦或光导纤维的输出光斑垂直于治疗部位。

（5）操作者及患者均须佩戴护目镜。

（6）按"启动"键开始治疗。

（7）治疗结束后，关闭电源。

（8）检查治疗部位皮肤。

2. 高能量激光

（1）接通电源，启动激光管，调节电流输出。

（2）患者和治疗师均采取舒适体位。

（3）治疗前询问患者并检查治疗部位皮肤有无感觉异常，准确定位治疗部位。

（4）选择治疗模式，脉冲模式或连续模式。

（5）操作者及患者均需佩戴护目镜。

（6）按启动键开始治疗。

（7）治疗结束后，关闭电源。

（8）检查治疗部位皮肤。

（四）注意事项

（1）不得挤压、折曲光导纤维，以防将其折断。

（2）合理放置激光器，禁止照射到周围其他人员身上，尤其避免照射到眼部。

（3）不能照射到墙壁、桌面、家具等反光物体上，以免激光反射对人体造成损伤，也不能照射到木板、纸等易燃物品上，以免引起高热和燃烧。

（4）患者治疗时不能任意挪动体位，不能直视激光束，治疗师和患者均使用护目镜。

（5）瘢痕组织、局部炎症组织发红时，应降低功率以避免过热。

（6）禁止在治疗部位或周围区域涂抹软膏、乳膏或加热乳液等。

（7）避免直接照射金属植入物。

（8）治疗过程中，如果患者出现不适，应立即停止治疗。

（9）脉冲模式的高能量激光是以 25% 占空比和可调频率重复发射的脉冲激光，其热效应不明显，可用于急性期的治疗；连续模式是连续发射的激光，其热效应明显，主要用于亚急性期和慢性期的治疗。

（五）适应证与禁忌证

1. 适应证

（1）皮肤破损。

（2）骨骼肌肉系统疾病：颈肩腰腿痛，肌筋膜炎，肩峰撞击征。

（3）神经系统疾病：面神经炎，带状疱疹，神经性皮炎。

2.禁忌证

恶性肿瘤，皮肤结核，高热，出血倾向，孕妇腰腹部。

（六）处方举例

1.诊断：局部性颈痛

▶**处方** 低功率氦氖激光治疗。以颈部痛区为中心照射，10分钟／次，1次／日（图8-12）。

2.诊断：面神经炎

▶**处方** 低功率氦氖激光治疗。穴位照射为主，常规选取颊车穴、阳白穴、四白穴、太阳穴、翳风穴、牵正穴等面部穴位，光导纤维照射，每个穴位3分钟／次，1次／日（图8-13）。

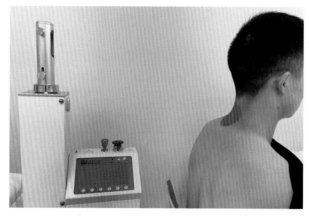

图8-12 局部性颈痛低功率氦氖激光治疗

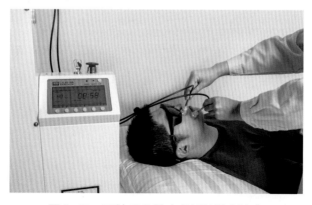

图8-13 面神经炎低功率氦氖激光治疗

3. **诊断：急性期颈痛**

▶处方 高能量激光治疗。脉冲模式，8W，5J/cm²，距离皮肤5~7cm，以颈部痛点为中心，使用圆周运动慢慢移动到疼痛点照射，1次／日（图8-14）。

4. **诊断：慢性期腰痛**

▶处方 高能量激光治疗。连续模式，10W，120J/cm²，温热感，连续移动，疼痛区域和周边区域均匀照射，1次／日（图8-15）。

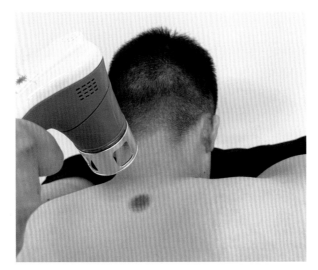

图 8-14　急性期颈痛高能量激光治疗

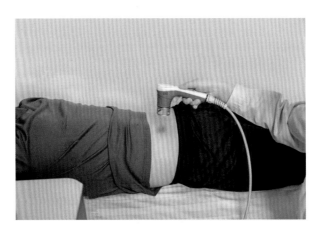

图 8-15　慢性期腰痛高能量激光治疗

参考文献

[1] 乔志恒 . 新编物理治疗学 [M]. 北京：华夏出版社，1993.

[2] 陈景藻 . 现代物理治疗学 [M]. 北京：人民军医出版社，2001.

[3] 沈滢 , 张志强 . 物理因子治疗技术 [M]. 北京：人民卫生出版社，2019.

（梁红玲）

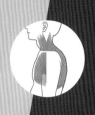

第九章
体外冲击波疗法

应用压力瞬间急剧变化的高能量所引发的生理学效应治疗疾病的方法，称为体外冲击波疗法。分为聚焦式冲击波和发散式冲击波疗法。

一、治疗作用

1. 对骨组织的影响

体外冲击波的压力冲击组织后可以诱导成骨细胞再生，骨组织发生微小骨折、血肿，诱导血管生成，促进骨痂形成，加速骨折愈合。体外冲击波还可以促进钙盐沉积，击碎骨折不愈合或延迟愈合处坚硬的钙化骨骼，促进新骨形成。

2. 对肌肉肌腱组织的影响

体外冲击波可最大限度地激发和诱导肌肉肌腱组织和细胞的愈合能力，松解粘连。

3. 对细胞的影响

体外冲击波通过对骨髓间质干细胞、成骨细胞、成纤维细胞及淋巴细胞等代谢的影响而促进骨细胞再生及增殖。

二、设备与操作要点

（一）设　备

气压弹道式体外冲击波治疗仪由触摸显示屏、治疗探头、传导子和按摩冲击手枪四部分组成（图 9-1）。

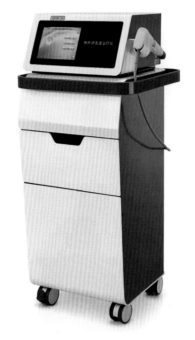

图 9-1　冲击波治疗仪

根据冲击波波源产生的不同形式，体外冲击波治疗仪分为 4 种类型：液电式、电磁波式、压电式和气压弹道式。前 3 种属于传统体外冲击波，均通过反射体将能量聚焦于治疗部位进行治疗。而气压弹道式冲击波则不需要聚焦能量，主要通过冲击波治疗探头，由气压弹道产生的冲击波以放射状扩散的方式传送给治疗部位。

（二）操作方法

1. 定　位

（1）体表解剖标志结合痛点定位。

（2）X 线定位。

（3）B 超检查定位。

2. 能量选择

恰当的能量选择是体外冲击波疗法是否能够取得满意疗效的关键，能量太低起不到治疗作用；能量过高会对组织产生损伤。因此确定好能流密度十分关键，安全的能流密度应控制在 0.08~0.28mJ/mm²。

3. 治疗频次

每次冲击 2000~3000 次，每次间隔 3~5d，连续治疗 2~3 次。

4. 操作步骤

（1）治疗前接通电源，打开开关，先检查治疗仪有无损害。

（2）检查患者治疗部位皮肤有无破损，在皮肤正常情况下，涂抹耦合剂。

（3）根据患者症状调节治疗频率、强度和震动次数。

（4）告知患者治疗过程中可能疼痛会加剧，要保持放松状态。

（5）先治疗疼痛周围区域，再集中治疗疼痛区域。

（6）治疗结束清洁治疗部位和治疗仪。

（7）关闭治疗仪电源。

（8）治疗部位冷空气治疗仪治疗 3~5min。

（三）注意事项

（1）治疗部位在治疗后 48h 内禁止热敷。

（2）骨凸处避免治疗。

（3）冲击波焦点应距离各种感染创面、关节内渗处、脊柱以及大血管处大于 1cm。

三、适应证与禁忌证

1. 适应证

慢性肌腱炎，肩峰下滑囊炎，颈肩肌筋膜疼痛综合征，肱骨外上髁炎，非特异性腰痛，冈上肌腱综合征，冈下肌腱综合征。

2. 禁忌证

严重心脏病，心律失常，凝血功能障碍，服用抗免疫制剂，孕妇，外科手术后，骨质疏松，生长期儿童，全身情况差，局部皮肤病变，过敏，急性损伤，肌腱撕裂。

四、处方举例

诊断：颈椎病

▶**处方** 体外冲击波疗法。13~16Hz，1.8~2.5Pa，2000~3000脉冲，颈部痛点，1次/周（图9-2）。

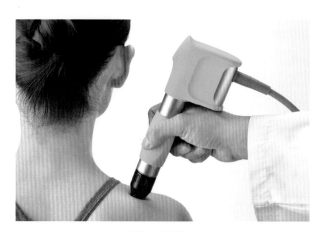

图9-2　颈椎病体外冲击波疗法

参考文献

[1] 全国卫生专业技术资格考试专家委员会.康复医学与治疗技术 [M].北京：人民卫生出版社，2006.

[2] 燕铁斌.物理治疗学 [M].北京：人民卫生出版社，2013.

[3] 沈滢，张志强.物理因子治疗技术 [M].北京：人民卫生出版社，2019.

（毛　利）

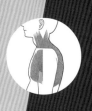

第十章
深层肌肉刺激疗法

深层肌肉刺激疗法（deep muscle stimulation therapy，DMST），指利用动能冲击和快速连续的机械振动，将产生的能量作用于肌肉、肌腱以及关节囊内各种感受器，有效缓解肌肉紧张，最终促进肢体运动功能和本体感觉功能的恢复。

一、治疗作用

1. 促进血液循环
深层肌肉刺激疗法机械振动引起组织内物质运动，细胞质颗粒震荡，刺激细胞膜弥散，改善细胞膜通透性，扩张毛细血管，增加扩张的血管数，增加血流速度和血流量，从而促进血液循环和淋巴回流，减少局部乳酸堆积，缓解疲劳。

2. 缓解疼痛
深层肌肉刺激疗法可以有效缓解肌源性疼痛，主要产生即时镇痛作用和长期镇痛作用， 振动刺激肌肉本体感受器，传入冲动通过"闸门控制"机制抑制感觉神经，皮肤痛阈上升，因此有明显的镇痛作用。

3. 松解粘连
快速连续的机械振动可以改善局部血供和代谢，促进水肿消散，松解粘连。

4. 对骨骼肌的作用
振动刺激深部肌肉组织，促进肌肉运动功能和本体感觉功能恢复，增加关节活动度。

二、设备与操作要点

（一）设 备

深层肌肉刺激仪包括手柄和击打头两部分，手柄直径 5.08cm，振动头伸缩距离 6mm，敲击频率 60Hz，敲击力量 50N（图 10-1）。

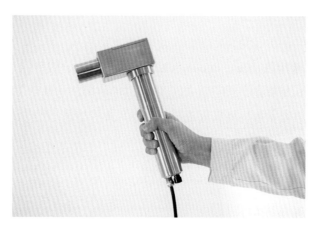

图 10-1　深层肌肉刺激仪

（二）操作步骤（视频 10-1）

视频 10-1

（1）连接深层肌肉刺激仪电源，检查电源线是否连接良好。

（2）询问患者有无禁忌证；检查治疗部位皮肤有无异常以及治疗周围是否有首饰等金属附属品；治疗部位根据患者耐受的力度垫浴巾（约 6cm 厚）。

（3）接通电源，打开开关。

（4）开始治疗，治疗时振动头垂直振动且在治疗部位匀速移动。针对颈部疼痛，沿着疼痛区肌肉纤维进行振动放松，并针对疼痛点进行定点刺激放松，每个点停留 5s。治疗过程中注意避开血管、神经丰富以及骨骼和脊柱区域。针对腰部疼痛，沿着疼痛区肌肉纤维进行振动放松，并针对疼痛点进行定点刺激放松，每个点停留 5s。治疗过程中注意避开骨骼和脊柱区域；每次治疗 5min，每日 1 次。

（5）治疗结束时，关闭仪器开关。

（6）治疗结束后，嘱患者多饮水，增加新陈代谢；检查患者治疗部位皮肤有无异常，皮肤完好，治疗结束。

三、适应证与禁忌证

1. 适应证

慢性疼痛如颈、肩、腰、腿、坐骨神经痛，慢性炎症，颈椎病，腰椎病，梨状肌综合征，骨关节病，脊柱畸形，肌肉劳损，软组织损伤及松解术后的关节肌肉挛缩，中枢神经和周围神经损伤引起的疼痛。

2. 禁忌证

严重心肺疾病，关节置换术后、局部内固定以及假肢周围，肿瘤，脑出血早期，严重糖尿病，局部皮肤破损和出血倾向，局部动脉斑块和深静脉血栓，骨折、关节脱位及不能耐受振动的部位，孕妇和经期女性。

四、处方举例

1. 诊断：颈椎病

▶处方 深层肌肉刺激疗法。颈部肌肉，每区 5 分钟/次，1 次/日（图 10-2）。

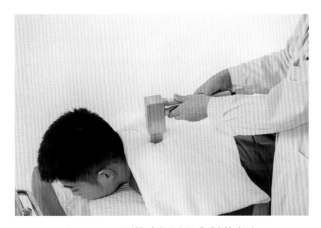

图 10-2 颈椎病深层肌肉刺激疗法

2. 诊断：腰肌劳损

▶处方 深层肌肉刺激疗法。腰部肌肉，每区 5 分钟/次，1 次/日（图 10-3）。

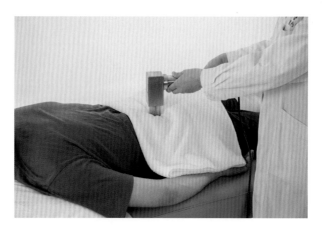

图 10-3　腰肌劳损深层肌肉刺激疗法

参考文献

[1] Alghadir AH, Anwer S, Zafar H, et al. Effect of localised vibration on muscle strength in healthy adults: a systematic review [J]. Physio therapy, 2018, 104(1):18–24.

[2] Veqar Z, Imtiyaz S. Vibration therapy in management of delayed onset muscle soreness (DOMS) [J]. Journal of Clinical and Diagnostic Research, 2014, 8(6): LE1–4.

[3] Drummond MDM, Couto BP, Oliveira MP, et al. Effects of local Vibration on dynamic strength traininy [J]. Journal of strength and conditioning research, 2021, 35(11): 3028–3034.

（高　铭）

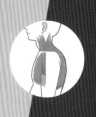

第十一章 牵引疗法

牵引是应用力学中作用力与反作用力的原理,通过徒手、器械或电动牵引装置,对脊柱的某一部位或关节施加牵拉力,使关节面发生一定的分离,周围软组织得到适当的牵伸,从而达到复位、固定、减轻神经根压迫、纠正关节畸形的一种物理治疗方法。

一、颈椎牵引

（一）治疗作用

（1）增加椎间孔间隙,解除对神经根的压迫刺激,减轻放射痛,改善椎动脉供血。

（2）复位嵌顿的滑膜关节,松解粘连的关节囊或神经根。

（3）使松弛的后纵韧带被牵拉紧张,有利于突出的颈椎间盘还纳,促使局部的炎症消退。

（二）设备与操作要点

1. 牵引设备

常用颈腰椎牵引床（图 11-1）进行颈部和腰部的牵引治疗。由带牵引轨道可调节位置的床面、牵引带、牵引电机、带操作屏幕的电脑控制器、表面肌电图（sEMG）反馈模块、紧急开关组成。其中 sEMG 模块,用于表面肌电信号的捕获测量、设定阈值、超出警告,指导患者放松肌肉到目标水平,保证肌肉在放松的状态下进行牵引,达到更好的治疗效果,同时避免牵引治疗后出现肌肉疼痛。

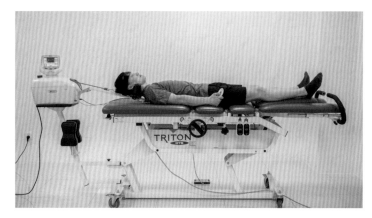

图 11-1　颈椎牵引

2. 操作要点

（1）治疗前检查治疗机器开关是否为正常位置，牵引带是否安全，电机是否正常。

（2）准备好颈椎牵引带，打开牵引床电源开关，将牵引电脑控制器调至颈椎牵引功能，选择牵引模式（静态、间断、循环或其结合模式），在患者颈后连接表面肌电贴片，让患者仰卧于牵引床上，将枕部放在颈椎牵引轨道的硅胶垫上，将固定带固定在患者额部，将牵引轨道升高至合适高度，根据患者病情选择合适牵引角度（图 11-1）。

（3）选择牵引处方、调节时间及牵拉剂量。

①牵引角度：上颈段（C1~C2）0°~5°；中颈段（C2~C5）10°~20°；下颈段（C5~C7）25°~30°。

②剂量：一般以体重的 8%~10% 开始，每 35d 增加 1kg，最大可达 10~13kg。注意超过 20kg 可能造成肌肉、韧带、关节囊等损伤。

③牵引时间：颈椎牵引的时间以 15~30min 为宜，时间短达不到牵引效果，时间太长可能产生头疼、颞下颌关节疼痛、胸闷、恶心等不良反应。

④治疗：每日 12 次，10~14 次为一个疗程。

（4）让患者手握牵引紧急控制遥控手柄，嘱患者如出现不良反应，及时将紧急遥控按钮按下，牵引仪器会立即停止。

（5）牵引时嘱患者双手放于腹部调整呼吸。

（6）操作治疗完成后缓慢放松牵拉，以防发生不适，及时关闭电源，检查牵引带有无磨损。

（三）适应证与禁忌证

1. 适应证

颈椎间盘突出症，脊柱小关节紊乱，颈背疼痛。

2. 禁忌证

恶性肿瘤，结核，严重的骨质疏松症，脊髓明显受压，椎体融合术后，重型椎管狭窄，局部感染，颞下颌关节炎，颈椎严重畸形，颈椎活动过度引发的颈椎韧带不稳，寰枢关节半脱位并伴有脊髓受压症状，急性挥鞭样损伤。

（四）处方举例

诊断：颈椎间盘突出症

▶处方 牵引疗法。仰卧位，从自身体重的10%起，间歇式，每次20min，1次/日，共7次（图11-1）。

二、腰椎牵引

（一）治疗作用

（1）减轻椎间盘压力，促使髓核不同程度回纳。

（2）减少对神经根刺激，促进充血水肿的消退吸收，促进炎症消退。

（3）解除肌肉痉挛疼痛，促使正常腰椎活动的恢复。

（4）解除腰椎关节负载、滑膜嵌顿，牵引疗法可使关节恢复正常对合关系。

（二）设备与操作要点

1. 牵引设备

常用颈腰椎牵引床（图11-1）进行颈部和腰部的牵引治疗，其组成结构与功能如前所述。

2. 操作要点

（1）治疗前检查治疗机器开关是否为正常位置，牵引带是否安全，电机是否正常。

（2）摆放好腰椎牵引带，打开牵引床电源开关，将牵引电脑控制器调节到腰椎牵引功能，选择牵引模式（静态、间断、循环或其结合模式），在患者腰部连接表面肌电贴片，让患者屈膝仰卧于牵引床上，将牵引带分别在肋弓缘和骨盆处固定牢靠以防滑脱（图 11-2）。

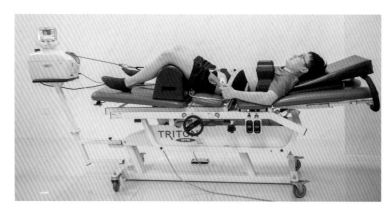

图 11-2　腰椎牵引

（3）选择牵引处方、调节时间及牵拉剂量。

①剂量为自身体重的 30%~80%，可逐渐增加至 100%，最大不能超过体重重量。

② 20~30 分钟 / 次，每日 12 次，10~14d 为一个疗程。

（4）让患者手握牵引紧急控制遥控手柄，嘱患者如出现不良反应，及时将紧急遥控按钮按下，牵引仪器会立即停止。

（5）牵引时嘱患者双手放于腹部调整呼吸。

（6）操作治疗完成后缓慢放松牵拉，以防发生不适，及时关闭电源，检查牵引带有无磨损。

3. **注意事项**

（1）全身衰弱显著者慎用。

（2）肿瘤转移或结核所致的颈肩腰腿痛或坐骨神经疼痛等患者慎用。

（3）牵引后症状加重或疼痛剧烈等患者应停止治疗。

（4）颈腰部外伤性急性期、高龄患者及明显的骨质疏松患者慎用。

（5）牵引前应认真、仔细、全面、正确的诊断病情，排除各种禁忌证。

（6）开始治疗后，工作人员不得擅离岗位，随时观察患者，如出现不良反应，应立即停止治疗，及时处理并做好病情记录。

（三）适应证与禁忌证

1. **适应证**

椎间盘变性，腰椎间盘突出症，椎间关节紊乱，变形性脊柱病，坐骨神经痛。

2. 禁忌证

腰椎肿瘤,结核,椎体融合术,严重腰肌劳损,脊髓明显受压,严重骨质疏松症,严重的中央型腰椎间盘突出症,孕妇。

（四）处方举例

诊断：腰椎间盘突出症

▶**处方** 牵引疗法。仰卧位，屈髋屈膝，自身体重的1/3起，间歇式，每次20min，1次／日，共7次（图11-2）。

参考文献

[1] 陈景藻 . 现代物理治疗学 [M]. 北京：人民军医出版社，2001.

（李　婷）

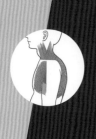

第十二章
贴扎疗法

软组织贴扎技术是运用特制的胶布贴于体表产生生物力学及生理学效应，以达到保护肌肉骨骼系统、促进运动功能或特定治疗目的的非侵入性治疗技术。包括白贴、肌内效贴和功能性贴扎，目前临床康复最常用的为肌内效贴。肌内效贴由防水弹力棉布、医用亚克力胶和背纸组成，具有良好的延展性、透气性和防水性，通过其产生的弹力、张力、压应力、剪切力和黏着力等物理特性达到相应的治疗目的。

一、概念与基本原理

（一）概　念

1. 锚（anchor）

贴扎固定端，即贴扎起始部位。贴布锚部一般不施加拉力，仅起固定作用。

2. 基底（base）及尾端（tail）

沿着锚向远离固定端外延伸的部分为基底及尾端。延续于锚的主要贴扎段称为基底，通常覆盖主要治疗区域。在最远端预留一部分贴布延伸为尾端。

（二）基本原理

1. 理论机制

（1）筋膜流体理论。

通过贴扎产生皱褶提起局部皮肤，增加皮下间隙，促进局部血液与淋巴循环，改善筋膜间组织液的流动及软组织滑动，利于运动损伤的恢复。

（2）生物力学作用。

通过贴扎将锚放在肌肉止点，尾放在肌肉起点的贴法产生的回缩力对肌肉产生放松作用，而反之则会对肌肉产生促进作用。

（3）闸门控制理论（gate control theory, GCT）。

通过贴扎对皮肤的机械性感受器产生刺激，感觉输入与痛觉一同传递到脊髓背角，抑制了痛觉的传入。

2. 治疗作用

（1）改善血液和淋巴循环，促进组织液和皮下瘀血消除。

（2）控制炎症反应，缓解疼痛。

（3）增强肌肉收缩功能，促进损伤肌群功能恢复。

（4）支撑和稳定肌肉、韧带、关节等组织，防止损伤。

（5）促进肌肉放松，防止肌肉紧张、疲劳和过度使用。

二、适应证与禁忌证

（一）适应证

肌肉源性颈腰痛，椎间盘源性颈腰痛。

（二）禁忌证

（1）不能避开的开放性伤口。

（2）贴扎部位毛发过多，且未剔除部位。

（3）瘢痕未愈合。

（4）皮肤相应疾患，如急性神经性皮炎或银屑病等。

（5）贴扎前已有张力性水疱发生趋势者。

（6）对贴布材质过敏者。

三、原则与程序

（1）清洁患者贴扎部位皮肤和毛发。

（2）依贴扎目的和部位剪裁贴布形状与长度。

（3）依次揭除锚、基底端及尾端背纸，根据贴扎目的选择相应拉力进行治疗性贴扎。

（4）适当力度按压摩擦贴扎部，提高贴扎的紧实度。

四、方法与技术

（一）摆位要素

贴扎时根据治疗目的使脊柱处于屈曲或伸展的位置，使大多数被贴区域的皮肤处于牵伸或缩短的位置。

（二）拉　力

常用自身绝对拉伸长度（拉伸长度/原长度×100%）表示。

1. 自然拉力

对贴布不施加任何外加拉力或仅施加小于10%的拉力。应用：淋巴贴布0~20%，肌肉贴布5%~10%。

2. 中度及较大拉力

对贴布施加10%~30%的拉力。应用：筋膜矫正10%~20%，软组织支持20%~30%，瘢痕塑形30%。

3. 最大及极限拉力

指对贴布施加超过30%甚至更大的拉力。用于力学矫正、韧带贴扎等，主要作用为固定、制动。

（三）裁剪形状

1. I 形贴布（图12-1a）

常用于引导肌肉和筋膜，力学及功能矫正，部分情况下也可用于固定，颈腰部应用范围较广。技术要点：选取合适长度的贴布，无需进一步裁剪。

2. Y 形贴布（图12-1b）

用于促进或放松肌群，颈腰部应用范围较广。技术要点：锚不做裁剪，基底及尾分为两条，整体成Y形。

3. 爪形贴布（图12-1c）

贴布为散状、扇形。可消除肿胀，促进淋巴液及血液循环。用于需尽量包覆组织液滞留的肢体或血液淤积的区域时，覆盖病变区可增加感知觉的输入，颈腰部应用较少。技术要点：裁剪条数适宜，切勿过多过细，否则可能会部分改变贴布的力学特性。

4. 灯笼形（O形）贴布（图 12-1d）

两端不裁剪，中段裁剪为多个分支，也就是两个散状形合体，若为两支即O形，多用于淋巴引流。技术要点：贴布两端均为固定端即锚，中间部维持一定的张力。

5. X形贴布（图 12-1e）

中间为锚，共四尾向各端延展。可促进锚所在位置组织的血液循环及新陈代谢，达到止痛的效果。技术要点：贴布中间为锚，中间不给予拉力，四周部维持一定的张力。

6. 菱形贴布（方形贴布）（图 12-1f）

常用于肌肉促进或放松，以及部分感觉输入。技术要点：一般裁剪成5cm×5cm大小的正方形贴布，直角朝向肌肉纵轴，贴于肌腹。

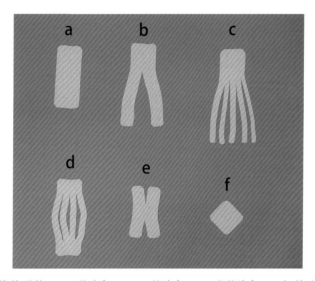

图 12-1　贴布裁剪形状。a.I形贴布；b.Y形贴布；c.爪形贴布；d.灯笼形（O形）贴布；e.X形贴布；f.菱形贴布（方形贴布）

7. 其他贴布

如网形或蜘蛛形、水母形/表皮真皮筋膜减压贴布等。

（四）临床举例

1. 肌肉源性颈痛

（1）贴扎目的。减轻疼痛，改善局部循环，放松紧张肌肉。

（2）贴扎方法。

第一步：痛点贴扎，自然体位。X形贴布的中间为锚，不施加拉力将其固定于痛点各尾以中度拉力向外延展贴上（图 12-2a）。

第二步：肌肉贴扎。放松半棘肌，采用 Y 形贴布。下颌内收、颈椎屈曲摆位，锚固定于发际下方，两尾沿脊柱两侧以自然拉力分别延展至上胸椎两侧（图 12-2b）；放松斜方肌，为采用 Y 形贴布。头颈向对侧侧屈摆位，锚固定于肩峰，两尾以自然拉力分别延展于枕骨隆突下及后背部（图 12-2c）。

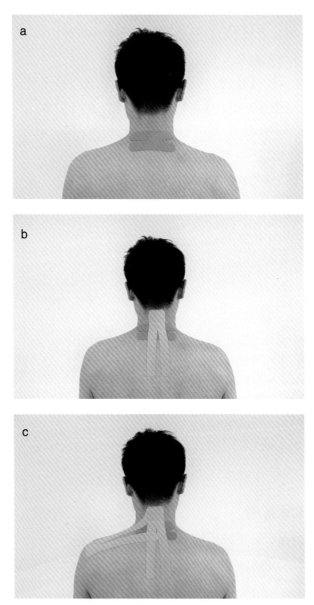

图 12-2　肌源性颈痛贴扎。a. 痛点 X 形贴扎；b.Y 形贴布放松半棘肌；c.Y 形贴布放松斜方肌

2. 急性颈椎关节周围炎 / 落枕（以向心收缩损伤为例）

（1）贴扎目的。改善感觉输入，缓解疼痛，放松紧张肌肉。

（2）贴扎方法。

第一步：放松胸锁乳突肌，向对侧侧屈及向同侧旋转。Y 形贴布贴扎，锚固定于颞骨乳突及上项线外侧，向胸骨柄前面锁骨内侧 1/3 延展（图 12-3a）。

第二步：放松斜角肌，向贴扎方向对侧侧屈，颈略后伸。I 形贴布贴扎，锚固定于 C3 横突处，向锁骨上延展至锁骨外侧 1/3（图 12-3b）。

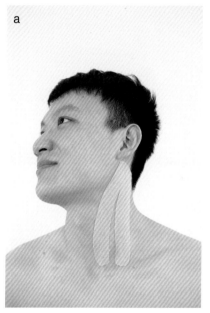
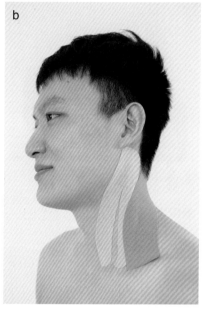

图 12-3　急性颈椎关节周围炎 / 落枕贴扎。a. Y 形贴布放松胸锁乳突肌；b. I 形贴布放松斜角肌

3. 肌肉源性腰痛

（1）贴扎目的。放松腰部损伤肌肉，增加感觉输入，减轻疼痛，促进核心肌肉稳定。

（2）贴扎方法（视频 12-1）。

视频 12-1

第一步：腰肌放松及改善感觉输入，采用 Y 形贴布。腰椎呈前屈摆位，锚固定于骶髂部，贴布内侧一条以自然拉力延展至 T12 旁，然后身体向对侧侧屈旋转，另一条贴布以自然拉力延展至肋下。可根据情况选择单侧或双侧贴扎（图 12-4a）。

第二步：痛点贴扎，自然体位，采用 I 形贴布从中间撕开，中间一段以较大拉力横向贴于腰部疼痛明显处，各尾延展两指左右的长度，不施加拉力贴上。也可用多条I形贴布参照空间贴扎方法呈米字形贴于患处（图12-4b）。

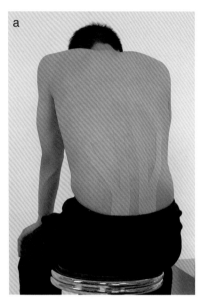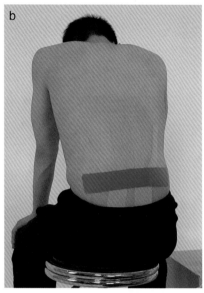

图12-4　肌肉源性腰痛贴扎。a. Y形贴布放松腰肌；b. I形贴布痛点贴扎

4. 椎间盘源性腰痛

（1）贴扎目的。

支持腰部软组织，促进局部血液循环，改善感觉输入。

（2）贴扎方法。

第一步：空间贴扎。采用米字形贴，各条I形贴布均从中间撕开，中间一段以较大的拉力横向贴于病变腰椎棘间（图12-5a）。

第二步：感觉输入贴扎。伴有坐骨神经痛者，采用I形贴布以自然拉力，锚固定于足底，尾沿小腿后、腘窝、大腿后的坐骨神经走行延展至腰椎（图12-5b）。

五、注意事项

（1）各端贴布剪裁圆钝，贴布角修圆利于张力均匀分布，尖锐的贴布角常易松动。

（2）使用专用肌内效贴剪刀，具有特殊的涂层，可避免剪刀切割缘钝化，减少贴布毛边。

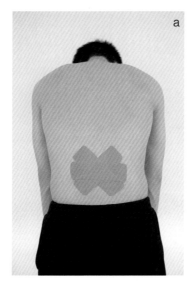

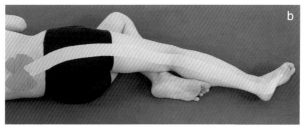

图 12-5　椎间盘源性腰痛贴扎。a. 米字形空间贴扎；b. I 形感觉输入贴扎

（3）贴扎后应注意皮肤状况，若出现过敏反应应立即剔除贴布。

（4）贴扎技术无金标准，具体技术方法应结合评估结果进行操作。

（5）多层贴扎时应注意贴扎顺序，一般是裁剪越多的越贴在里层。

（6）贴扎通常作为辅助治疗技术，多与其他治疗技术联合进行。

参考文献

[1] 陈文华，余波 . 软组织贴扎技术基础与实践 [M]. 上海：上海科学技术出版社，2017.

（袁　华）

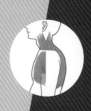

第十三章 核心肌群训练

腰椎稳定性是静态姿势和活动中维持腰椎各结构处于正常位置关系的重要特性，由被动系统（骨骼与韧带）、主动系统（肌肉）、神经控制（神经系统）三部分决定。

一、概念与基本原理

（一）概　念

1. 核心肌群

此处的核心肌群包括腹肌、椎旁肌、膈肌、盆底肌和髋带肌。根据解剖和功能不同又分为两个部分：一是起于腰椎的局部深层肌肉，包括腹横肌、多裂肌、腹内斜肌、深横突肌，其功能主要是控制脊柱的刚度和椎间关系；二是包绕躯干的主要表面肌肉，即整体肌肉系统，包括竖脊肌、腹外斜肌、腹直肌、腰方肌等，其是脊柱活动力矩的产生者，并负责处理加载于脊柱的载荷。

2. 核心肌力训练

对躯干肌肉进行的特定训练，募集并训练核心肌肉，连同整体肌肉共同应对加载于脊柱的负荷及挑战，以改善整体功能的协调度。

（二）基本原理

1. 原理机制

腰痛患者的腰椎深层稳定肌肉在主动活动时，常会出现神经肌肉募集模式变化或延迟现象。通过特定训练可改善患者肌肉募集能力，达到防治颈腰痛的目的。

2. 治疗作用

（1）稳定腰椎、骨盆，保持正确的身体姿态，缓解腰部负荷及疼痛。

（2）提高身体的控制力和平衡力。

（3）预防动作中的损伤。

二、适应证与禁忌证

（一）适应证

肌肉源性腰痛，神经源性腰痛，椎间盘源性腰痛伴核心肌力下降。

（二）禁忌证

除运动治疗的一般禁忌证，如发热、出血倾向、疾病急性期、脏器功能失代偿期、休克或神志不清等，还包括脊柱骨折未处理或未愈合、脊柱结核、脊柱肿瘤等。

三、原则与程序

腰椎稳定性训练按照以下顺序渐进进行。

（1）姿势矫正及动作知觉训练。

（2）深层椎节肌肉的活化及训练。

（3）稳定性训练基本动作。

（4）核心稳定性强化训练。

四、方法与技术

（一）姿势矫正与动作知觉训练

通过牵伸技术，矫正受试者姿势至脊柱中立位，受试者体会腰椎活动至极限屈曲位（图 13-1a）、极限伸展位（图 13-1b）时的运动感觉（视频 13-1）。

视频 13-1

（二）腰部肌肉的活化及训练

1. 腹横肌激活

（1）肚脐内缩/凹腹运动。俯卧位，将压力传感器置于腹部，调节压力传感

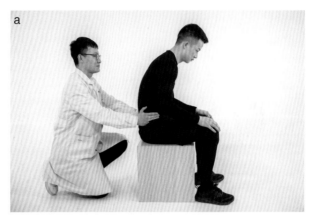

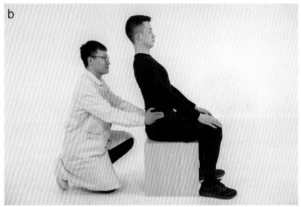

图 13-1　姿势矫正及动作知觉训练。a. 极限屈曲位；b. 极限伸展位

器基线至 70mmHg。嘱其肚脐内缩，压力显示减少 6~10mmHg，均匀呼吸保持用力 10~15s，重复 10 次（图 13-2a、视频 13-2）。

（2）仰卧位，将压力传感器置于腰背部，嘱其腹部绷紧，调节压力传感器至 40mmHg，腹部持续用力保持在 40mmHg，均匀呼吸保持用力 10~15s，重复 10 次（图 13-2b、视频 13-3）

2. 多裂肌激活：触诊诱发

（1）俯卧位，拇指触诊腰椎横突，嘱患者收缩肌肉对抗手指。可同时做凹腹运动和缓和的盆底肌收缩，更容易诱发肌肉收缩（图 13-3a、视频 13-4）。

（2）侧卧位，对胸椎或骨盆施以温和的阻力，诱发多裂肌旋转功能的活化（图 13-3b、视频 13-5）。

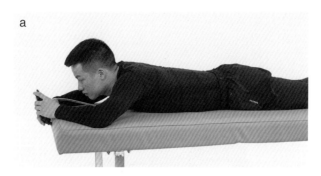

视频 13-2

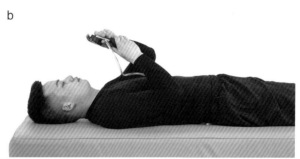

视频 13-3

图 13-2　腹肌激活训练。a. 肚脐内缩 / 凹腹运动；b. 仰卧位腹肌激活

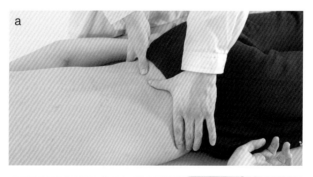

视频 13-4

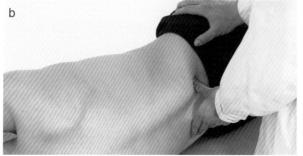

视频 13-5

图 13-3　多裂肌激活训练。a. 俯卧位；b. 侧卧位

3. 腰方肌的激活

维持腰椎额状面的稳定，侧卧位下最大激活（图 13-4、视频 13-6）。

视频 13-6

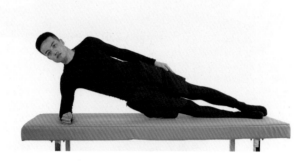

图 13-4　腰方肌激活训练

（三）稳定性训练的基本动作

1. 改良卷腹

动作要点：屈膝仰卧，双脚分开踩于床面，双上肢屈肘交叉置于胸前；上腹部用力，使背部轻微离开床面，直至肩胛骨离开床面（或肩离开床面 5cm）；头颈部肌肉勿过度用力，头颈微屈，收下颌（图 13-5、视频 13-7）。

视频 13-7

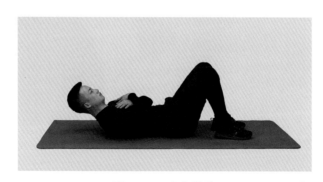

图 13-5　改良卷腹

2. 平板支撑

动作要点：前臂支撑俯卧，上臂垂直地面，足尖支撑；腹肌收紧，使身体离开地面，躯干伸直，头、肩、骨盆和踝成一条线；保持盆底肌收紧，眼睛看向地面（图 13-6、视频 13-8）。

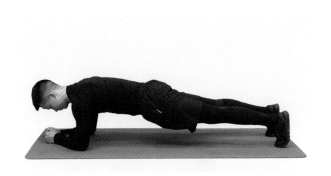

视频 13-8

图 13-6　平板支撑

3. **侧　桥**

动作要点：前臂支撑侧卧，足外侧面撑于床面；侧方躯干肌肉、髋部肌肉用力，使身体离开床面、躯干伸直，肩、骨盆和踝成一条线（图 13-7、视频 13-9）。

4. **臀　桥**

动作要点：屈膝仰卧，双腿分开与肩同宽踩于床面；伸髋将臀抬离床面，使膝、大腿、髋、躯干成一条线，同时保持臀肌收紧（图 13-8、视频 13-10）。

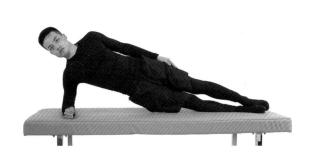
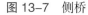

视频 13-9

图 13-7　侧桥

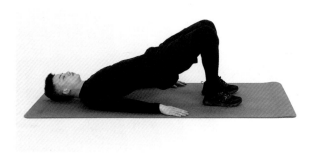

视频 13-10

图 13-8　臀桥

5. 四点支撑

动作要点：四点跪位，调整脊柱至中立位；"缩腹"使肚脐向脊柱方向靠拢（图 13-9、视频 13-11）。

视频 13-11

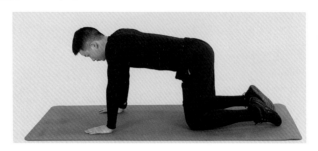

图 13-9　四点支撑

（四）核心稳定性强化训练

核心稳定性强化训练常通过不同方式的进阶来进行。

（1）体位变化：体位的变化可按照仰卧位、有支持坐位、无支持坐位、跪立位、站立位进阶。

（2）重复次数与时间：增加重复次数和（或）时间以强化肌耐力。

（3）肢体负荷：仰卧位运动中，可以通过双侧下肢交替移动进阶至螺旋对角线模式。俯卧位运动中，可以由抬起单个肢体（图 13-10a、视频 13-12）进阶至抬起对角线上肢体（图 13-10b、视频 13-13）。

视频 13-12

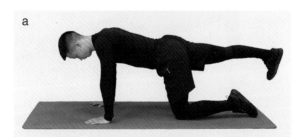

视频 13-13

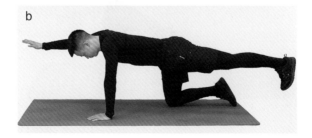

图 13-10　进阶训练：肢体负荷变化。a. 抬起单个肢体；b. 抬起对角线上肢体

（4）外在阻力：外在阻力通过大小和（或）状态的变化进行。大小一般按照无阻力、小阻力、大阻力进阶，状态一般可以由恒定阻力进阶至变化的阻力。

（5）支撑平面：支撑平面的变化从稳定支撑平面（图 13-6）进阶至不稳定支撑平面（图 13-11），从宽支撑面进阶至窄支撑面。不稳定支撑平面可使用大型治疗球、泡沫滚筒、平衡板或悬吊训练系统。

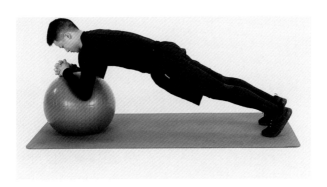

图 13-11　进阶训练：不稳定支撑平面

（6）动作转换中的动态稳定：可通过静态动作、动态动作、多个动态动作的顺序进阶。

五、注意事项

（1）所有动作中保持正常呼吸，切勿憋气。

（2）出现代偿或疼痛时，停止运动或降低难度（减轻阻力，改变支撑面）。

（3）将脊柱稳定技巧整合到功能性活动（如日常步行跑步）中。

参考文献

[1] Colby LA, Kisner C. Therapeutic exercise: foundations and techniques[M]. Philadelphia: Davis Company，1990.

[2] 燕铁斌 . 物理治疗学 [M]. 北京：人民卫生出版社，2013.

（孙晓龙）

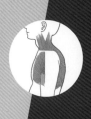

第十四章
颈部肌群训练

一、概念与基本原理

颈椎肌肉不只是我们在颈部运动中完成动作的主动肌和拮抗肌，它们对脊椎的稳定也起到至关重要的作用。深层稳定性训练可改善颈椎疼痛及颈因性头痛患者的颈椎稳定性。

二、适应证与禁忌证

（一）适应证

颈肌劳损，颈椎关节突综合征，颈型颈椎病，神经根型颈椎病。

（二）禁忌证

除运动治疗的一般禁忌证外，还包括脊柱骨折未处理或未愈合、脊柱结核、脊柱肿瘤等。

三、原则与程序

颈椎稳定性训练按照以下顺序渐进进行。

（1）姿势矫正及动作知觉训练。

（2）深层椎节肌肉的活化及训练。

（3）颈椎稳定性训练的基本动作。

（4）动态稳定性训练。

（5）核心稳定性强化训练。

四、方法与技术

（一）姿势矫正及动作知觉训练

1. 矫正姿势

（1）观察并评估受试者姿势。

（2）通过牵伸、自我牵伸技术，矫正受试者姿势至脊柱中立位。

（3）姿势矫正可在不同体位下进行，从易到难的顺序为：仰卧位、有支持坐位、无支持坐位、站立位。

2. 动作知觉训练

令患者体会脊柱活动至极限屈曲位、极限伸展位时的运动感觉，提高对颈椎位置的知觉感知能力（视频14-1）。

视频 14-1

（二）深层椎节肌肉的活化及训练

颈椎深层稳定肌包括颈长肌及深层头屈曲肌、头长肌、深层颈椎伸肌。颈椎区域的侧重点是激活控制颈椎轴向伸直的肌肉。

1. 卧位下深层椎节肌肉的活化

动作要点：仰卧，头颈屈曲＋轴向伸直（缩下巴）（视频14-2）；可用压力生物反馈仪监测其下压程度和维持此姿势的肌肉收缩的肌耐力（图14-1、视频14-3）。

视频 14-2

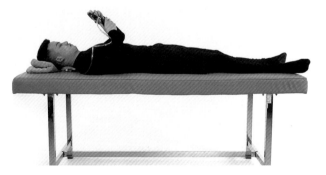

视频 14-3

图 14-1　仰卧位深层肌肉激活

2. 下颈椎及胸椎伸肌的激活

动作要点：俯卧，抬前额＋缩下巴，是仰卧位下深层颈屈伸肌的加强和进阶（图14-2、视频14-4）。

视频 14-4

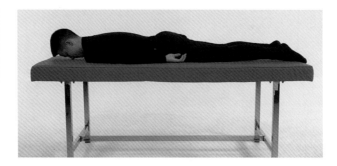

图 14-2　俯卧位深层肌肉激活

3. 坐位下深层椎节肌肉激活

动作要点：坐位，头颈屈曲＋轴向伸直（缩下巴）；避免胸椎代偿（图 14-3、视频 14-5）。

视频 14-5

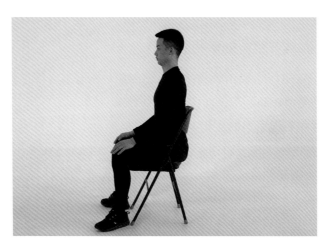

图 14-3　坐位深层肌肉激活

（三）颈椎稳定性训练的基本动作

1. 颈屈肌训练

动作要点：将两手掌置于前额，以点头方式将前额下压但不移动；阻力以耐受为主，可由轻到重递进（图 14-4、视频 14-6）。

2. 颈伸肌训练

动作要点：站立，将两手掌置于头部后侧上方，嘱其头后压双手但不移动；阻力以耐受为主，可由轻到重递进（图 14-5a、视频 14-7）；将毛巾放于枕后与头之间，嘱其头后压；阻力以耐受为主，可由轻到重递进（图 14-5b、视频 14-8）。

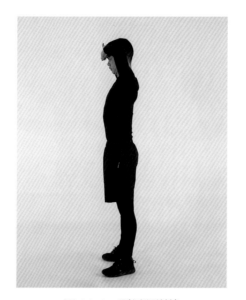

视频 14-6

图 14-4　颈屈肌训练

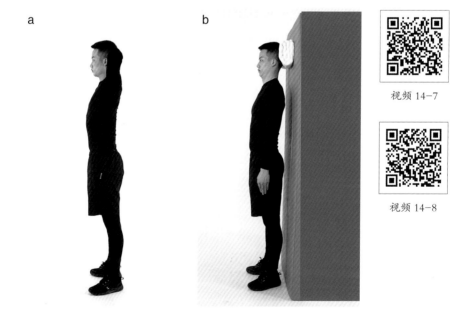

视频 14-7

视频 14-8

图 14-5　颈伸肌训练。a. 徒手抗阻；b. 靠墙压毛巾

（四）动态稳定性训练

1. 强调颈屈肌的动态稳定性训练（图 14-6、视频 14-9）

动作要点：先进行缓慢的点头动作 10s，重复 10 次；将颈椎保持在中立位置并

保持，做上肢的各方向抗阻运动，从肢体阻力开始进阶到可持重物或弹性阻力。

视频 14-9

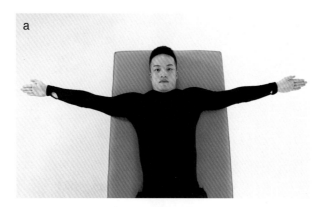

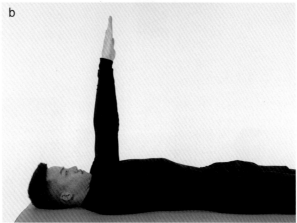

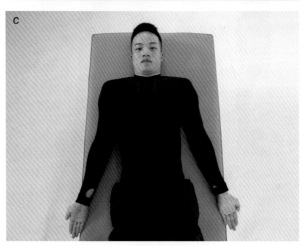

图 14-6 颈屈肌的动态稳定性训练。a. 外展＜90°；b. 前屈＜90°；c. 双上肢外旋＞90°；d. 大范围双上肢前屈＞90°；e. 大范围双上肢外展＞90°

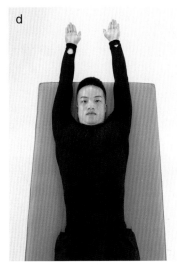

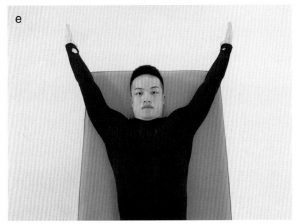

图 14-6（续）

2. **强调颈伸肌的动态稳定性训练**（图 14-7、视频 14-10）

动作要点：将前额抬离运动垫 10s，重复 10 次；将颈椎保持在中立位置并保持，做上肢的各方向抗阻运动，从肢体阻力开始进阶到可持重物或弹性阻力。

（五）稳定肌群强化训练

1. 强调肌耐力

动作要点：通过增加重复次数和时间来强化肌耐力；若可重复动作 1min（或 20~30 次），可进一步增加重量负荷且减少重复次数（强化肌力）；再进阶到训练肌耐力的下一个阶段难度的运动。

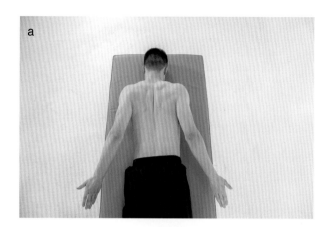

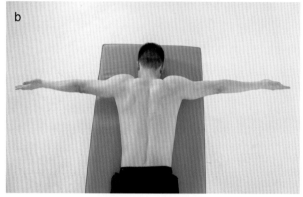

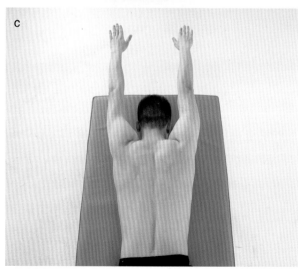

图 14-7 强调颈伸肌的动态稳定性训练。a. 肩外旋肩胛内收；b. 上肢外展肩胛内收；c. 双上肢上举；d.90°/90°下肩胛内收

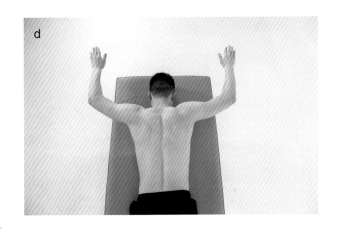

图 14-7（续）

2. 肢体负荷

肩关节屈曲及外展 90° 以内到全关节活动，再到不对称负荷。

进阶的标准：能维持颈椎稳定且不会诱发其症状。

3. 外在阻力（图 14-8、视频 14-11）

注意事项：出现代偿等脊柱控制不良时，停止运动或减轻阻力。

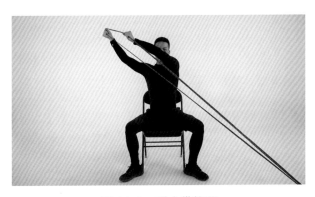

视频 14-11

图 14-8 弹力带抗阻

4. 不稳定平面

可使用大型治疗球（图 14-9、视频 14-12）、小气垫球（图 14-10、视频 14-13）等强化患者的平衡及稳定肌群。

视频 14-12

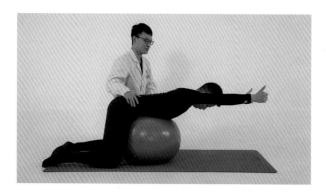

图 14-9　四足趴跪

视频 14-13

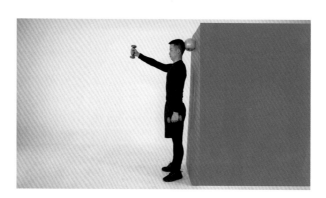

图 14-10　靠墙压球

5. 动作转换中的动态稳定（图 14-11）

动作要点：患者从坐位开始，足向前移动经过图 14-11a、b 阶段，可在图 14-11b、c 之间来回走动，要求颈部在动作转换中维持动态稳定。

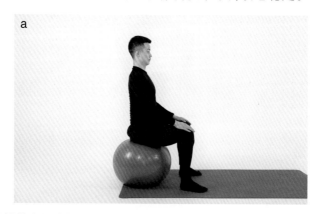

图 14-11　动作转换中的动态稳定。a. 坐在治疗球上；b. 治疗球支撑于背部；c. 治疗球支撑于枕后

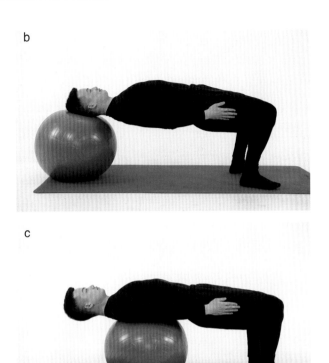

图 14-11（续）

五、注意事项

（1）所有动作中保持正常呼吸，切勿憋气。

（2）出现代偿或疼痛时，停止运动或降低难度（减轻阻力，改变支撑面）。

（3）将脊柱稳定技巧整合到功能性活动（如日常步行跑步）中。

参考文献

[1] Colby LA, Kisner C. Therapeutic exercise: foundations and techniques[M]. Philadelphia: Davis Company，1990.

[2] 燕铁斌 . 物理治疗学 [M]. 北京：人民卫生出版社，2013.

（王旭龙）

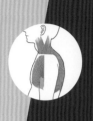

第十五章
力量训练

一、概念与基本原理

（一）肌力、肌耐力与肌肉爆发力

肌力，是肌肉在收缩或紧张时所表现出来的能力，以肌肉最大兴奋时所能负荷的重量来表示。

广义的肌力或称肌肉表现（muscle performance）还包括肌耐力与肌肉爆发力的概念，肌耐力是指长时间执行低强度、重复性或持续性活动的能力，肌肉爆发力是指单位时间内肌肉的做功量（力 × 距离 / 时间）。

（二）颈腰痛与力量训练的关系

躯干肌肉是脊柱稳定性的重要因素之一，肌力或肌耐力不足是脊柱稳定性下降的重要原因之一。增强脊柱稳定性的相关训练在"脊柱稳定性训练"中详细介绍。

肌肉及相关组织损伤、肌肉痉挛、缺血、压痛点和扳机点都是导致肌肉疼痛的直接原因，此外，肌肉失衡也是疼痛发生的一个常见原因。肌肉平衡可以定义为主动肌和拮抗肌的力量与肌肉长度相对平衡，肌肉失衡常表现为姿势异常、疼痛，通过姿势分析、肌肉长度测试、动作协调性评估等检查可以明确，肌肉长度与肌力失衡时，缩短的肌肉和被拉长的肌肉常以成对的形式出现，最为常见的是上交叉综合征、下交叉综合征。

上交叉综合征中，上斜方肌和胸大肌、胸小肌这一条对角线上的肌肉通常是紧张的，颈部前侧深层屈肌和中下斜方肌这条对角线的肌肉通常是薄弱的（图15-1）；下交叉综合征中，胸腰伸肌与髂腰肌、股直肌常是紧张的，腹肌与臀大肌、臀中肌通常是薄弱的，它们分别形成两条相互交叉的对角线（图15-2）。

对紧张的肌肉进行牵伸，对薄弱的肌肉进行力量强化训练，是处理交叉综合征这类肌力失衡问题的一般原则。牵伸训练在"牵伸训练"一章中详细介绍，本章重点介绍肌力强化训练的方法。

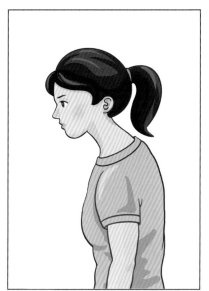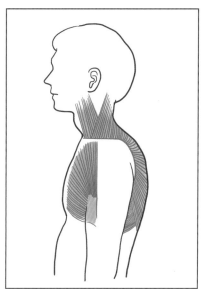

图 15-1　上交叉综合征

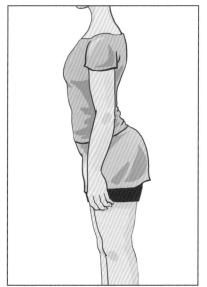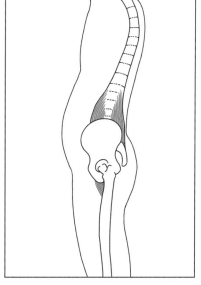

图 15-2　下交叉综合征

（三）力量训练的理论：超量恢复

超量恢复（exceeding compensation）亦称"超量补偿"，是指训练后能量恢复过程的一个阶段。在此阶段，机体在运动时消耗的能量及各器官、系统的机能能够得以恢复甚至超过原先水平。其程度和出现的早晚与运动量密切相关：运动量越大，消耗的物质越多，超量恢复的程度越明显，但出现的时间延迟；相反，运动量越小，消耗的物质越少，超量恢复的效果亦不显著，但出现得较早（图 15-3）。据此规律，可合理安排大运动量训练。

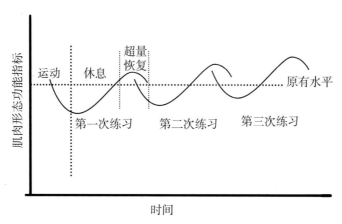

图 15-3　超量恢复

（四）力量训练的形式

运动疗法中有很多增强肌力的方法，根据肌肉的收缩方式可以分为等长运动和等张运动，根据是否施加阻力分为抗阻力运动和非抗阻力运动。抗阻力运动包括等张运动（向心性、离心性）、等长运动、等速运动，非抗阻运动包括主动运动和主动助力运动。根据阻力的来源，抗阻运动又可分为器械训练和自重训练。最常用的阻力来源包括沙袋、哑铃、墙壁拉力器或专用肌力练习器。

（五）训练计划的影响因素

根据自身需求制定适合自己的力量训练计划，制定训练计划主要受以下因素影响。

（1）根据环境和自身需要选择合适的训练形式，选择所锻炼的肌肉群。

（2）训练时先进行强度大的运动，并将多关节运动放在单关节运动之前。

（3）在力量训练中，强度是指选用负荷占 1 次最大重复力量（repetition

maximum, RM）的百分比。

（4）越接近最大负荷，运动强度越高。运动量指的是组数和重复次数的乘积。

（5）间歇时间指的是每组练习之间来恢复体力的时间。

（6）随着时间的推进，训练内容的增加，训练计划中运动量和运动强度可随之加强。

二、适应证与禁忌证

（一）适应证

（1）肌肉长度与肌力失衡导致的疼痛。

（2）肌力失衡所致姿势异常。

（3）肌力减退，耐力减退，肌肉萎缩。

（二）禁忌证

（1）局部炎症：相关肌肉或关节有炎症或肿胀，禁忌动力性抗阻。

（2）局部疼痛：训练中及训练后 24h 内，出现严重关节或肌肉疼痛，终止训练或减量。

（3）严重心肺疾病。

（4）骨折未经处理或未愈合。

（5）严重骨质疏松有骨折风险者。

三、原则与程序

（一）力量训练的一般原则

（1）大负荷原则。这是肌肉力量训练的基本原则。力量训练的负荷由负荷强度，负荷量和训练频率决定。通常，只要不超出人体的承受能力，运动的负荷越大，肌肉的生理反应也越大，反复的训练有助于运动员肌肉的适应性。运动负荷越小，生理反应越小，其效果越不明显。

（2）针对性训练。专门的项目有专门的训练内容，不同项目训练方法也不同。通常，两类运动中动用的肌群是一样的，但运动的形式却不一样。同样，训练中动作的节奏和速度是非常重要的。因此，在专门训练时，练习的动作节奏与速度也要和正式的运动相一致。

（3）练习顺序原则。训练过程中应考虑前后练习动作的科学性和合理性。先练大肌群，后练小肌群；先练多关节肌肉，后练单关节肌肉；单一肌群训练时，大强度训练在前，小强度训练在后。

（二）程　序

1. 热　身

肌力训练前，以特定部位的重量较轻的重复性功能动作来热身，且不施加阻力。一般可以进行5~10min的常规热身运动，如慢跑。同时需要进行动态拉伸，如抱膝走、弓步走、高抬腿走等。热身运动结束后，还需进行1~2组轻负荷的专项热身运动，这样可以增加所训练肌肉的血液供应。

2. 阻力放置位置

通常在要强化肌肉附着的肢体远端部位，用少量徒手或器械抗阻。

3. 固　定

非承重下肌力训练，外在固定施加在要强化肌肉附着点近端。承重姿势下，患者必须使用肌肉控制，以维持非移动部位在正确排列上。

4. 阻力方向

向心运动时，阻力方向与动作方向相反；离心运动时，阻力方向与运动方向相同。

5. 运动强度（阻力大小）

次大到接近最大负荷，必须符合肌力训练的预期目标。

6. 重复次数与休息间隔

一般重复8~12次会引发肌肉疲劳与适应性增加，短暂休息后可执行第二组。

四、方法与技术

（一）操作要点

视频15-1

【耸肩：斜方肌力量训练】（视频15-1）

动作要点：双手分别紧握哑铃，双腿分开站立，其间距保持与肩同宽，双膝关节微屈；将双肩垂直向上抬起，向两耳靠拢（图15-4），然后，将双肩缓缓地向下移动，回到初始位置；注意保持呼吸频率，不要屏气，双肩向上抬起时吸气，哑铃向下移动时呼气。

【肩外旋：肩袖肌群力量训练】（视频 15-2）

动作要点：患者站立，双脚与肩同宽；站稳后手肘弯曲呈 90° 向前，双手手掌向上抓住弹力绳，与肩同宽，慢慢打开至身体外侧后（图 15-5），再慢慢回到原点；患者有节律地反复运动，反复运动 10 次。

视频 15-2

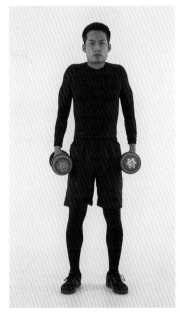 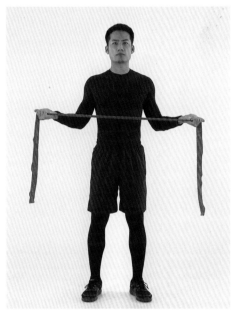

图 15-4 耸肩：斜方肌力量训练　　图 15-5 肩外旋：肩袖肌群力量训练

【划船：下斜方肌力量训练】（视频 15-3）

动作要点：站立位，双脚与肩同宽，膝微屈，躯干尽量平行地面，维持背部平坦；哑铃放在脚边，一手拿起哑铃，另一手轻松垂于下方；利用背部肌肉收缩、肩胛活动做划船动作（图 15-6）；当哑铃向身体靠拢时，肩胛收紧，回到起始位置时，尽量放松背部，感受肩胛被往下带，不刻意锁住。

视频 15-3

【反向耸肩】

动作要点：双手伸直撑于双杠，然后保持身体稳定，上半身挺直，耸肩，肩接近耳部；将身体撑起，利用肩胛的移动，感受身体往上带的感觉，回到起始姿势；注意保持呼吸频率，不要屏气，下沉时吸气，上提时呼气。

【T 型运动：中斜方肌、菱形肌力量训练】（视频 15-4）

动作要点：双腿跨在哑铃上方站立，双膝微曲，双手正握哑铃，手臂向下伸直；髋部下弯，上身俯身向下，背部挺直；吸气，收缩肩胛，手肘弯曲，将杠铃上划至胸前（图 15-7），呼气，在顶端稍停留，然后慢慢回到起始位置。

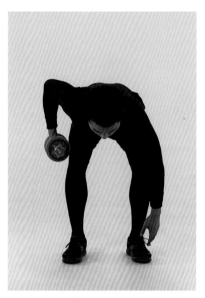
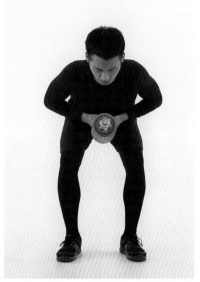

图 15-6　划船：下斜方肌力量训练　　图 15-7　T 型运动：中斜方肌、菱形肌力量训练

【深蹲：腿部、臀部、核心肌肉群力量训练】（视频 15-5）

动作要点：双脚与肩同宽，或略比肩宽站立；背部（脊椎）维持正直，不要拱起或过度凹陷；蹲下时双腿与地面平行；挺胸、双眼直视前方或下方，令颈部与脊椎维持正常角度，身体不要过度前倾（图 15-8）；利用股四头肌、臀肌的力量将负重往上抬，腹肌、背肌、肩膀、小腿的力量稳定身体；负重维持在重心线上，动作过程中让重心与负重直线上升（不要前后晃动）；膝盖与脚尖同方向，可尝试双脚平行或外八字等不同站姿去感受大腿受力。

【硬拉：背部、腿部、臀部肌肉群力量训练】（视频 15-6）

动作要点：站立位，背部挺直、展胸收腹、核心绷紧，头部自然放松、肩胛骨收紧，双脚蹬住地面、臀部翘起（图 15-9）；从下往上，把杠铃从地面拉起来，向上至躯干直立，头、肩、髋、膝、踝与地面垂直，特别要注意不要出现骨盆前倾，腰椎过度伸展，向下至杠铃片接触地面；在动作开始的时候，身体前倾，接近与地面平行，髋关节屈曲，形成髋角，膝关节同时弯曲，但不要弯曲太多，双腿分开与髋同宽或略宽一些，脚尖向外打开；以"X-1-4"的节奏来完成动作，X代表在动作标准的前提下，以尽可能快的速度把杠铃从地面拉起，1代表停留1s，4代表下放的过程要慢，数4s刚好接触地面，向上拉呼气，向下放吸气。

视频 15-6

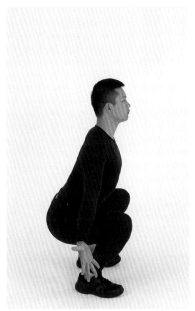

图 15-8　深蹲

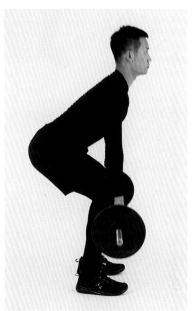

图 15-9　硬拉

【卧推：胸部肌群、三角肌力量训练】（视频 15-7）

动作要点：仰面平躺在平板卧推凳上，以头部、上背和臀部接触凳面并获得稳定的支撑，双腿自然分开，双脚平放在地板上；正手（虎口相对）满握（拇指绕过铃杆，与其他四指相对）杠铃杆，双手握距略比肩宽，从卧推架上取下杠铃，双臂伸直，使杠铃位于锁骨正上方，沉肩，并且收紧肩胛骨；然后在充分的控制下慢速下放杠铃，在乳头略下轻轻碰触胸部，随即向上、并且略向后推起杠铃，使杠铃又回到锁骨上方，此时的肘部可以锁定，也可以不完全伸直，肩胛骨持续收紧（图15-10）。

视频 15-7

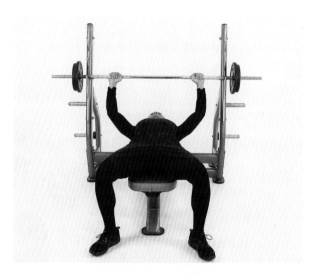

图 15-10　卧推

（二）临床举例

1. 上交叉综合征

（1）牵伸。

①胸肌牵伸。面对墙角或开着的门站立，两肘抬至肩关节高度、肩关节以上高度以牵伸肌肉的不同部位，屈曲使前臂向上，两掌放在墙上或门框上，牵伸两侧胸肌呼气，整个身体前倾，保持数秒（图15-11、视频15-8）。

②肩胛提肌牵伸。坐直，低头并靠近胸部，然后下颌向左旋转大约45°，左手抬起并置于头顶，向下牵拉，直到感觉右侧肩胛提肌的牵伸感，保持数秒（图15-12、视频15-9）。对侧牵拉方向相反。

③斜角肌牵伸。坐直，头向左侧肩部靠拢，同时左手抬起置于右侧头部，向左侧肩部方向牵拉，以牵伸右侧斜角肌，保持数秒（图15-13、视频15-10）。对侧牵拉方向相反。

（2）激活。

①颈深屈肌激活。靠墙或不靠墙均可。头部摆正，下颌微颌，头部、颈椎整体水平向后移动，直到双下巴出现，在动作末端保持数秒（图15-14、视频14-5）。

②肩胛稳定肌群激活。动作要点是要启动肩胛骨，使两侧肩胛骨向脊柱靠拢，带动手臂的移动。拇指指向即发力方向，要以手的运动来引导整个上肢运动。

视频 15-8

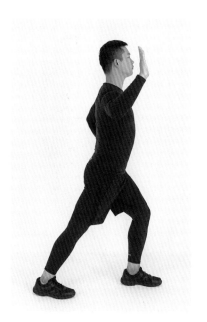

图 15-11　胸肌牵伸

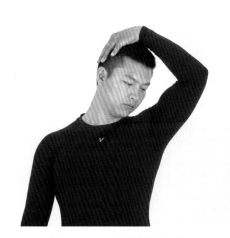

图 15-12　肩胛提肌牵伸

视频 15-9

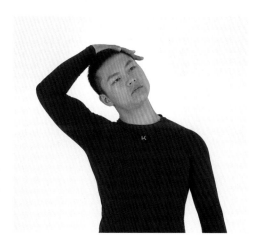

图 15-13　斜角肌牵伸

视频 15-10

视频 14-5

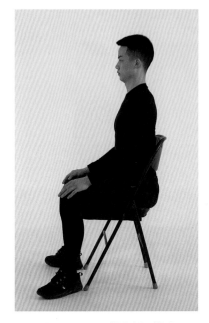

图 15-14　颈深屈肌激活

2. 下交叉综合征

（1）牵伸。

①髂腰肌牵伸。弓步压腿姿势，腰背挺直，前腿屈曲约 90°，后腿往后，后腿站于垫子上，如果稳定性稍差，可以跪在垫子上进行拉伸。拉伸方法：重心前移使双腿打开幅度增加（图 15-15、视频 15-11）。

②猫驼式伸展。四肢撑地跪立在瑜伽垫上，两脚分开与肩同宽，大腿垂直于地面，两臂与肩同宽垂直于地面，脚背绷直放于地面，手指分开撑在地面上，中指向前，背部保持与地面平行，大臂外旋使肩部打开，手肘处要有适当弹性。随着吸气，背部慢慢向下，臀部自然向上翘起，胸部向上提升，头部随着脊柱的弯曲慢慢抬起，颈部拉长，不要耸肩，眼睛看向斜上方，随着吸气向下弯成弧形，手臂与大腿仍垂直于地面，动作随着吸气做到最大。呼气，随着呼气先慢慢将背部收回，再继续向上拱起，腹部慢慢收紧，脊柱形成一个拱形，头部随着呼气和背部的拱起慢慢向下，眼睛看向大腿处，大腿和手臂仍然垂直于地面，随着呼气，背部拱到最高处。随着呼吸重复上面两组动作，要让呼吸引领动作，做到流畅自然，不要屏气，重复几组呼吸，做完猫伸展式练习之后可以伏地休息进行放松。

（2）力量训练。

包括卷腹、平板支撑、四点跪位、桥式运动等。

视频 15-11

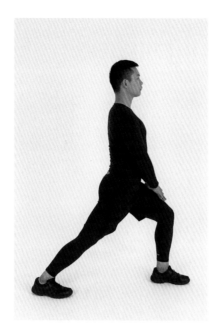

图 15-15 髂腰肌牵伸

五、注意事项

激烈且不习惯的阻力训练或任何形式的肌肉过度用力，可导致肌腹或肌腱联合处在运动后 12~24h 产生明显的延迟性肌肉疼痛，因此应预防延迟性肌肉酸痛。从以下几个方面注意预防和处理：逐渐增加运动强度及量；低强度热身运动与整理活动；阻力运动前后温和牵拉肌肉。

参考文献

[1] 陈景藻. 康复医学 [M]. 北京：高等教育出版社，2001.

[2] 全国卫生专业技术资格考试委员会. 全国卫生专业技术资格考试指导——康复医学与治疗技术 [M]. 北京：人民卫生出版社，2019.

[3] Colby AL, Kisner C. Therapeutic exercise: foundations and techniques [M]. Philadlephia: Davis Company, 1990.

（赵晨光）

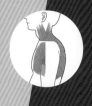

第十六章
牵伸训练

一、概念与基本原理

柔韧性是软组织应该具备的正常特性，是实现全关节活动度和所有功能性动作的基础。高效的运动更需要良好的柔韧性。当肌肉排列和延展性不够时，会引发炎症、粘连、肌肉痉挛、肌肉失衡和神经肌肉控制改变，并慢慢累积，形成损伤循环。

颈腰痛患者因为不良的姿势，造成部分肌肉被拉长，部分肌肉紧张，同时肌肉活动减少，进而影响血液循环；紧张的肌肉发生挛缩或者痉挛，压迫神经末梢导致疼痛，从而加重肌力失衡和疼痛，进一步造成不良姿势的加重，形成恶性循环。牵伸训练可阻断这种恶性循环，减轻疼痛和改善肌肉失衡。牵伸还可提高肌肉的兴奋性，有利于发挥更大的肌肉收缩力。

二、适应证与禁忌证

（一）适应证

（1）关节活动受限：由于粘连、挛缩、疤痕形成使软组织丧失延展性而造成的关节活动受限。

（2）肌肉酸痛：在剧烈活动前后进行牵伸，可以提升运动表现，避免或者减少肌肉骨骼受伤的风险和运动后的酸痛。

（二）禁忌证

（1）近期有骨折、骨折愈合不完全。

（2）骨化性肌炎、骨质增生。

（3）急性感染或炎症。

（4）有血肿或其他组织受伤。

（5）已经存在过度活动。

（6）关节活动或者肌肉拉伸时，有尖锐或急性疼痛。

三、原则与程序

（1）牵伸前需要先明确功能障碍，制定高效的训练方案。

（2）牵伸前可采用放松技术、热疗使肌肉放松，减少损伤的风险。

（3）牵伸力量应轻柔、缓慢，并持续一定时间，短暂休息后再重复牵伸。

（4）牵伸后应将关节处于牵伸位使用冷疗，以减少牵伸所致的肌肉酸痛和轻微的炎症反应。

四、方法与技术

（一）牵伸方法

1. 手法被动牵伸

由治疗师用力，控制牵伸的方向、速度、强度和持续时间；手法被动牵伸是短时间牵伸的训练方式，牵伸持续时间 15~30s，重复 8 次，常采用缓和、轻柔的低强度持续性牵伸。一般不采用爆发式的牵伸，因为爆发式牵伸不易控制，有潜在撕裂软组织的风险。

2. 机械被动牵伸

可采用重锤、滑轮系统、夹板等，持续时间可达 20min 或更长。

3. 自我牵伸

指患者自己对紧张的肌肉进行的柔韧性训练，牵伸强度和持续时间与被动牵伸相同。对于颈腰痛患者，一般使用自我牵伸为主。

（二）操作要点：颈部及上肢

○ 胸大肌

改善肩关节的活动，改善圆肩驼背。

1. 手法被动牵伸

患者坐位，双手置于头后。治疗师站在患者后方，抓住患者的肘关节，让患者吸气时肘关节往外打开，吐气时维持，不需要对肘关节用力牵拉。当患者再次吸气时，将肘关节继续向外打开末端，吐气时固定，重复 3 次以免过度换气（图16-1、视频 16-1）。

视频 16-1

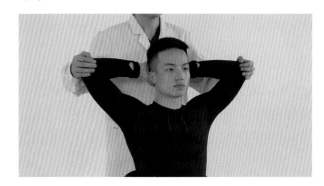

图 16-1　胸大肌手法牵伸

2. 自我牵伸

患者站立位，采用弓箭步，牵伸侧靠近门框，手臂成 T 形，要求患者将整个身体前倾，直到有轻微牵拉感保持（图 16-2）。

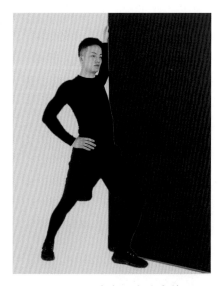

图 16-2　胸大肌自我牵伸

○ 胸小肌

使肩胛骨在胸廓上的正常位置，改善圆肩驼背。

1. 手法被动牵伸

患者坐位，治疗师站在患者牵伸侧，一手放在肩胛骨的后方，另一手在喙突上方的位置，患者吸气时，将喙突向上向后压，同时将肩胛下角向下压，吐气时，将肩胛固定在末端位置。在每次吸气时，调整肩胛的末端位置，吐气时固定（图16-3、视频16-2）。

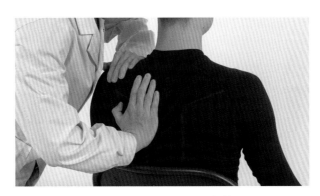

视频 16-2

图 16-3　胸小肌手法牵伸

2. 自我牵伸

患者站立位，将肱骨置于外展 120° 和肘关节屈曲 120°，前臂固定在门框，指导患者旋转躯干远离患侧肩关节直到有牵拉感（图 16-4）。注意肩关节前侧不稳定患者不适用此方法。

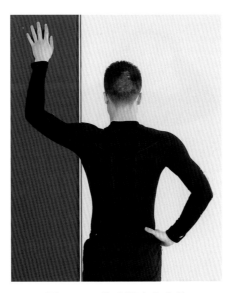

图 16-4　胸小肌自我牵伸

○ 上斜方肌

用于改善颈椎旋转、屈曲和肩部下沉的关节活动度。

1. 手法被动牵伸

患者坐位，颈部先向牵伸侧旋转，再向非牵伸侧侧屈，再前屈。治疗师站在患者身后，外侧手放在患者头部，内侧手放在颈间交界处，外侧手将头往非牵伸侧下压，内侧手将肩向下压（图 16-5、视频 16-3）。

视频 16-3

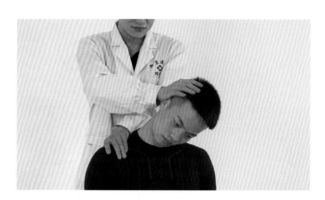

图 16-5　上斜方肌手法牵伸

2. 自我牵伸

患者坐位，牵伸侧手固定于臀下，或抓着椅子边缘，颈部先向牵伸侧旋转，再向非牵伸侧侧屈，再前屈，另一手放对侧头部往非牵伸侧下压（图 16-6）。

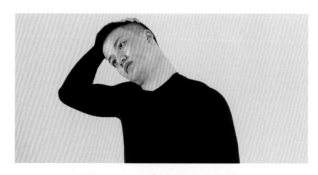

图 16-6　上斜方肌自我牵伸

○ 肩胛提肌

用于改善头颈部屈曲，协助保持肩胛骨的正常位置。

1. 手法被动牵伸

患者坐位，头先转向非牵伸侧，然后前屈，直到颈部后外侧觉得有轻微拉伸感，牵伸侧手臂外展且置于头后，固定姿势。治疗师站在患者身后，一手放在患者手上，另一手放在牵伸侧的肩胛上角，肌肉会位于牵拉位置，患者先吸气，吐气时治疗师将肩关节及肩胛向下固定（图16-7、视频16-4）。

视频 16-4

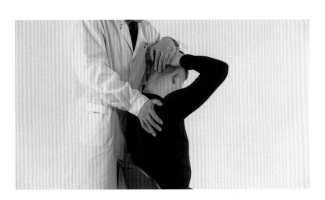

图 16-7　肩胛提肌手法牵伸

2. 自我牵伸

患者坐位，头部转向非牵伸侧，同时侧屈，让患者牵伸侧手臂向下向后用力抓握座椅以固定肩胛骨，另一只手置于头部温和的向斜下压（图16-8）。

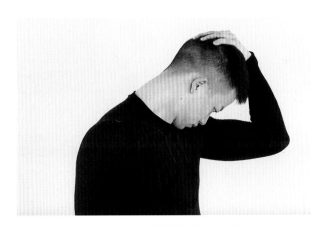

图 16-8　肩胛提肌自我牵伸

○ 胸锁乳突肌

用于改善头颈部的旋转。

1. 手法被动牵伸

患者仰卧位，头部尽力水平转向非牵伸侧，治疗师位于患者头部上方位置，一手托住患者的头部，另一手放在牵伸侧的耳朵上，帮助患者进一步向非牵伸侧旋转（图 16-9、视频 16-5）。

视频 16-5

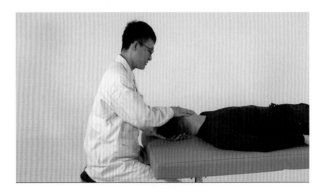

图 16-9　胸锁乳突肌手法牵伸

2. 自我牵伸

患者仰卧位，头部尽力转向非牵伸侧，保持颈部拉长，患者一手置于头下，一手放在牵伸侧耳朵上，帮助头部更多地向非牵伸侧旋转（图 16-10、视频 16-6）。

视频 16-6

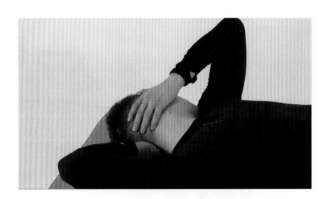

图 16-10　胸锁乳突肌自我牵伸

○ 短枕骨下肌

用于改善头部屈曲，放松头部。

1. 手法被动牵伸

患者坐位，治疗师站在患者身后，找到第二颈椎棘突并用拇指或第二掌指关节固定，拇指及食指置于横突，让患者缓慢低头，只让上颈椎活动，另一手置于患者前额引导动作（图 16-11、视频 16-7）。

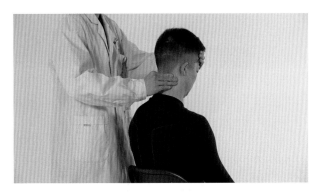

图 16-11　短枕骨下肌手法牵伸

2. 自我牵伸

患者仰卧位或坐位，指导患者先后缩下颌，然后低头，直到枕骨下区域有牵拉感（图 16-12、视频 16-8）。

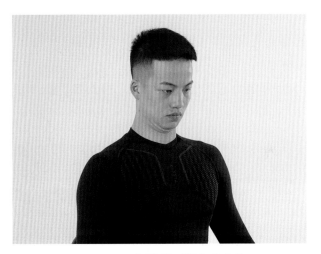

视频 16-8

图 16-12　短枕骨下肌自我牵伸

○ 增加胸椎伸直自我牵伸

增加胸椎伸直，改善含胸驼背姿势。

患者坐在有靠背的座椅上，将双手放在头后，患者将肩胛内收、胸椎伸直，头部中立不屈曲，然后让患者吸气时肘关节向外打开多一些（图 16-13、视频 16-9）。

视频 16-9

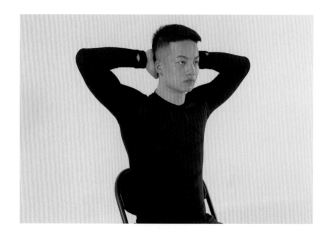

图 16-13　增加胸椎伸直自我牵伸

（三）操作要点：腰背部及下肢

○ 背阔肌

背阔肌张力过高会造成腰痛，牵伸背阔肌可以缓解腰背痛。

1. 手法被动牵伸

患者仰卧位，治疗师握在患者肘关节上方，肱骨远端后面，前屈患者肩关节（图16-14、视频16-10）。

视频 16-10

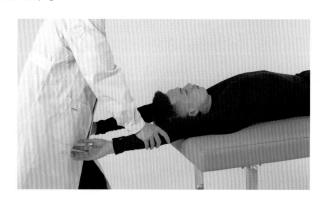

图 16-14　背阔肌手法被动牵伸

2. 自我牵伸

患者趴跪位，双手分开，与肩同宽，手臂完全伸展，臀部不离开脚跟（图16-15）。

○ 髂腰肌

改善髋关节伸展，增加腰椎伸直。

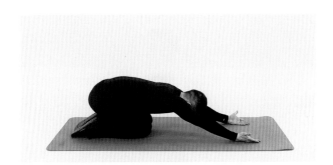

图 16-15　背阔肌自我牵伸

1. 手法被动牵伸

患者仰卧在床上，双腿放在床外，臀部位于床边，双手环抱非牵伸侧大腿，靠近腹部来保持骨盆不动，牵伸侧腿自然下沉。治疗师一手固定患者的骨盆，一手在牵伸侧膝关节的上方施加向下的阻力，直到前侧有牵伸感保持，注意牵伸过程中腰部不要抬起（图 16-16、视频 16-11）。

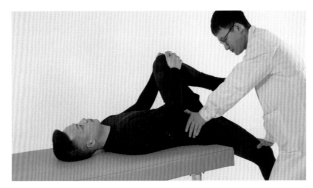

视频 16-11

图 16-16　髂腰肌手法被动牵伸

2. 自我牵伸

患者弓箭步，后方脚为牵伸侧，前后脚在一条直线上，足部朝前，保持身体正直，然后身体向前移动，直到后侧腿髋关节前方有牵拉感（图 16-17）。

○ 股直肌

用于改善膝关节屈曲。

1. 手法被动牵伸

患者俯卧位，屈曲牵伸侧膝关节，治疗师一手固定腰椎，一手放在踝关节的位置向下压增加膝关节屈曲（图 16-18、视频 16-12）。

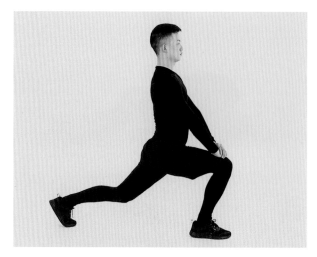

图 16-17　髂腰肌自我牵伸

视频 16-12

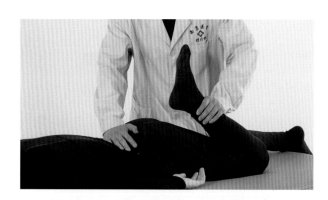

图 16-18　股直肌手法被动牵伸

2. 自我牵伸

患者站立位，找一个固定物帮助稳定，一手扶在固定物上，一手放在牵伸侧踝关节上方，屈曲牵伸侧膝关节，使其尽量靠近臀部（图 16-19）。

○ 阔筋膜张肌、髂胫束

用来改善髋关节内收。

1. 手法被动牵伸

患者仰卧位，将髋关节置于伸直的姿势，使患者非牵伸侧下肢跨过牵伸侧下肢上方，足部放在牵伸侧大腿外侧。治疗师一手固定非牵伸侧髋关节，一手放在牵伸侧踝关节位置使髋关节内收（图 16-20、视频 16-13）。

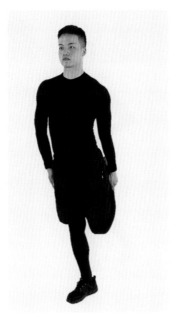

图 16-19　股直肌自我牵伸

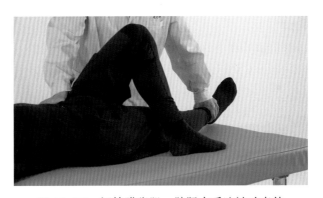

视频 16-13

图 16-20　阔筋膜张肌、髂胫束手法被动牵伸

2. 自我牵伸

患者站立位，侧身站在墙边（以左侧为例），左手靠墙，左腿在右腿后方尽可能地向远方伸出去，左足踩在地板上，向墙和面板交点方向尽量倾斜左髋，使左髋关节感到牵伸（图 16-21、视频 16-14）。

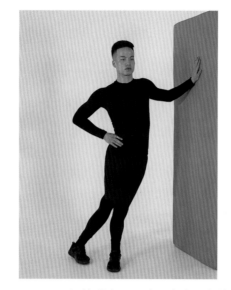

图 16-21　阔筋膜张肌、髂胫束自我牵伸

○ 腘绳肌

用于改善髋关节屈曲。

1. 手法被动牵伸

患者仰卧位，尽可能抬高牵伸侧下肢，同时膝关节保持伸直。治疗师一手握在患者脚踝，一手放在膝关节上方保持膝关节伸直，缓慢地抬起患者的下肢，到活动末端保持。整个过程中，患者的髋部应平放在治疗床上（图 16-22、视频 16-15）。

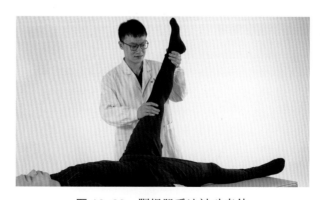

图 16-22　腘绳肌手法被动牵伸

2. 自我牵伸

患者站立位，牵伸侧下肢和足部向前自然伸出，足跟着地（足趾翘起），向前屈曲髋关节，保持背部挺直，不要弯腰拱背，直到感觉到后侧有牵拉感（图 16-23）。

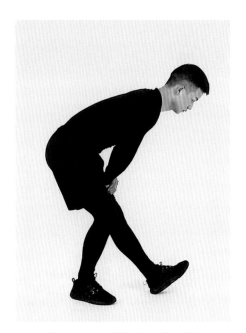

图 16-23　腘绳肌自我牵伸

五、注意事项

（1）应尽量使患者处于相对舒适、放松的治疗体位。

（2）注意操作规范，避免过度牵伸和长期制动而出现水肿和组织挛缩等。

（3）牵伸后若局部疼痛持续时间超过 24h，则表明牵伸力量过大，需要进行休息，下次牵伸时减少牵拉强度。

（4）禁止牵伸炎性组织。

参考文献

[1] Colby LA, Kisner C. Therapeutic exercise: foundations and techniques[M]. Philadelphia: Davis Company, 1990.

（何　霞）

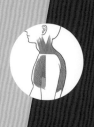

第十七章
放松训练

一、概念与基本原理

放松训练是指使机体从紧张状态松弛下来的一种练习过程，有肌肉松弛和消除紧张的作用，本文重点讲述放松训练中的肌筋膜放松技术。

高强度的体能训练或长期维持相同姿势，会导致肌肉出现酸痛或身体僵硬的现象，这是因为运动后筋膜受压失水以及肌肉收缩后代谢产物堆积。如果没有及时进行放松训练，乳酸无法及时排出，就会产生疼痛，导致肌肉紧张，使筋膜不能有效回弹结合水分，进而形成恶性循环。肌筋膜松解术主要通过缓解触发点的紧张和紧绷来减轻疼痛，减轻迟发性肌肉酸痛，促进恢复，降低组织压力，加速血液流动，促进静脉血液和淋巴回流。它可以放松肌肉及筋膜，降低组织粘连风险，维持良好的肌肉长度，缓解肌肉紧张，促进代谢产物排出和身体恢复，松解肌肉深层的筋膜结节点。除了进行牵伸外，还应通过器材，如泡沫轴、按摩棒、筋膜球等（图17-1），进行肌肉、筋膜、肌腱等软组织的放松，以帮助机体快速恢复。

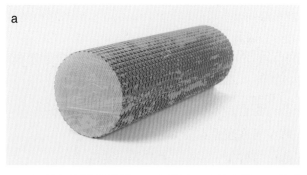

图 17-1　放松训练的器材。a. 泡沫轴；b. 按摩棒；c. 筋膜球

b

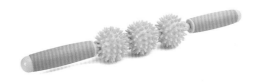

c

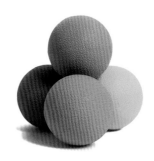

图 17-1（续）

二、适应证与禁忌证

（一）适应证

延迟性肌肉酸痛，肌肉僵硬，肌肉失衡。

（二）禁忌证

骨折，开放性伤口，严重的骨质疏松，深层静脉栓塞，感觉异常，严重心肺疾病。

三、原则与程序

（1）放松过程中配合缓慢的深呼吸有助于平静神经系统。

（2）放松过程中可在酸痛点停留并持续施压。

（3）放松过程中应轻柔、缓慢，并持续一定时间。

（4）放松时避免直接作用疼痛区域，可先从疼痛部位周围进行放松。

四、方法与技术

（一）基本方法

1. 泡沫轴揉压法

常用于全身大肌肉群。将机体需要放松的肌肉置于泡沫轴之上，利用自身重量在泡沫轴上进行滚动，持续 30~60s。滚动过程中如有明确酸痛点，可在痛点停留 5~10s，直到疼痛程度有所下降。使用过程中保持核心收紧，确保动作过程中的稳定。注意保持正常呼吸频率。完成动作达规定时间，可在肌肉酸痛点停留。

2. 按摩棒揉压法

常用于四肢肌肉群。双手紧握按摩棒两端，将按摩棒按压在身体需要放松的肌肉上，对肌肉进行擀压，持续 30~60s。擀压过程中如有明确酸痛点，可在痛点停留 5~10s，直到疼痛程度有所下降。使用过程中保持双臂发力使按摩棒紧贴放松部位，确保动作过程中的稳定。

3. 花生球（筋膜球）按压法

常用于局部重点按压。将需要放松的部位压住筋膜球，利用自身体重与身体的支撑调节适合的力度。按压过程中如有明确酸痛点，可在痛点适当增加力度停留 5~10s，直到疼痛程度有所下降。对痛点及其周围的筋膜软组织进行细致按压。

（二）颈肩部与上肢放松技术

○ 颈部放松

泡沫轴放松颈肩肌群（图 17-2、视频 17-1）

动作要点：仰卧屈膝，将泡沫轴置于颈部下方，双手放于小腹或置于身体两侧，下颌微收；将颈部进行向左向右转动进行按摩，全程保持正常呼吸，感受颈部舒展、放松。

视频 17-1

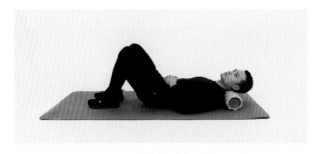

图 17-2　泡沫轴放松颈肩肌群

○ 上背部放松

泡沫轴上背部放松（图 17-3、视频 17-2）

动作要点：仰卧屈膝，双臂交叉环抱于胸前，腹部收紧，将泡沫轴置于中背部下方；双脚支持于地面，略微分开，与肩同宽，双腿屈伸带动身体移动，臀部抬离地面，使泡沫轴在中背部至肩关节间来回滚动。

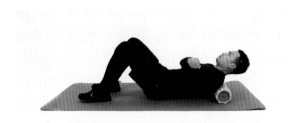

视频 17-2

图 17-3　泡沫轴放松上背部

○ 背阔肌放松

泡沫轴两侧背部放松（图 17-4、视频 17-3）

动作要点：右侧侧卧，将泡沫轴置于右臂腋窝下方；右臂屈肘撑地，右腿伸直，左腿屈曲踩地支撑，左腿用力蹬地，推动身体，使泡沫轴在腋窝和髂骨之间来回滚动；右臀部可微微抬离地面，促进动作的流畅性；通过支撑力度大小调整背部压力强弱，避免过度疼痛引起局部组织损伤。

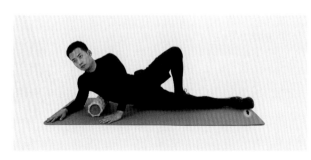

视频 17-3

图 17-4　泡沫轴放松背阔肌

○ 肱二头肌放松

泡沫轴放松肱二头肌（图 17-5、视频 17-4）

动作要点：俯卧，左臂屈肘支撑，泡沫轴置于右侧手臂下方，手臂伸直侧举；支撑手推动身体移动，控制泡沫轴滚动于肩关节与肘关节之间来回滚动。

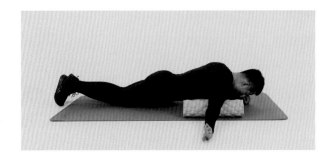

图 17-5　泡沫轴放松肱二头肌

○ 肱三头肌放松

泡沫轴放松肱三头肌（图 17-6、视频 17-5）

动作要点：侧卧，将泡沫轴置于左上臂下方；由支撑手和下肢推动身体移动，使泡沫轴在左臂肘关节至腋窝间来回滚动。

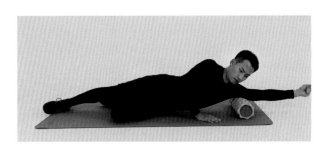

图 17-6　泡沫轴放松肱三头肌

○ 前臂肌群放松

花生球放松前臂肌群（图 17-7、视频 17-6）

动作要点：坐姿，屈肘，将筋膜球压在前臂下方位置；调整位置直至找到酸痛点，肩部发力使筋膜球在腕关节至肘关节间加压滚动。

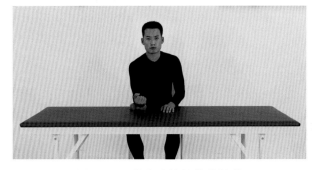

图 17-7　花生球放松前臂肌群

（三）腰背部与下肢放松技术

○ 腰背部放松

1. 泡沫轴放松腰背部（图 17-8、视频 17-7）

动作要点：仰卧，将泡沫轴置于下背部下方，双下肢屈膝，双臂交叉环抱于胸前，腹部收紧；双腿屈伸带动身体移动，臀部抬离地面，使泡沫轴在下背部至腰骶部间来回滚动。

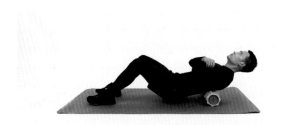

视频 17-7

图 17-8　泡沫轴放松腰背部

2. 花生球放松竖脊肌（图 17-9、视频 17-8）

动作要点：站姿靠墙，双脚踩于地面，将花生形筋膜球沿脊柱置于下腰背的位置；调整位置直至找到酸痛点，双腿发力蹬地使筋膜球在竖脊肌上加压滚动。

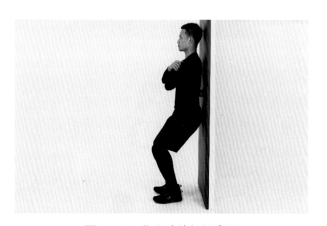

视频 17-8

图 17-9　花生球放松竖脊肌

○ 臀部放松

泡沫轴放松臀部肌肉（图 17-10、视频 17-9）

动作要点：以右侧臀部放松为例，右手撑地，左腿屈曲，左脚支撑于地面，

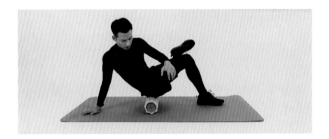

图 17-10　泡沫轴放松臀部肌肉

右腿搭在左膝处，上半身转向右侧，将身体重心压于右侧臀部；左腿发力带动身体前后滚动，使泡沫轴在坐骨结节至下腰背间来回滚动。

○ 髂胫束放松

1. 泡沫轴放松大腿外侧肌群（图 17-11、视频 17-10）

动作要点：右侧卧位，右肘支撑于地面，左手放于身体前方，将泡沫轴置于右腿髋关节外侧下方，腹肌收紧；右腿伸直，左腿屈髋屈膝置于身体前方，左脚蹬地带动身体移动，使泡沫轴从髋关节外侧至膝关节外侧间来回滚动。

视频 17-10

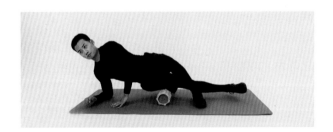

图 17-11　泡沫轴放松髂胫束

2. 按摩棒放松大腿外侧（图 17-12、视频 17-11）

动作要点：坐姿，双手持按摩棒放在左大腿外侧近髋关节的位置双手擀压使按摩棒从左大腿外侧的髋关节至膝关节间来回滚动。

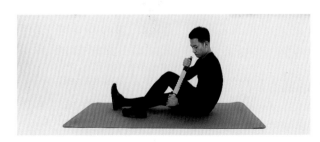

视频 17-11

图 17-12　按摩棒放松髂胫束

○ **大腿内侧肌放松**

1. **泡沫轴放松大腿内侧肌**（图 17-13、视频 17-12）

动作要点：俯卧，双手屈肘支撑于地面，右腿外展，将泡沫轴置于右侧大腿靠近膝关节内侧下方，左腿伸直，左侧脚尖支撑地面；双肘与左侧下肢共同发力带动身体移动，使泡沫轴从骨盆至膝关节内侧间来回滚动。

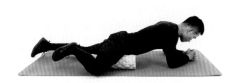

视频 17-12

图 17-13　泡沫轴放松大腿内侧肌

2. **按摩棒放松大腿内侧肌**（图 17-14、视频 17-13）

动作要点：坐姿，右腿屈曲，左腿伸直，双手持按摩棒放在右大腿内侧近髋关节的位置；双手撑压使按摩棒从右大腿内侧的髋关节至膝关节间来回滚动。

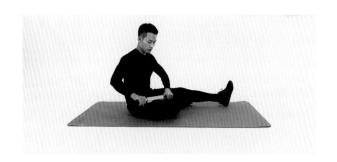

视频 17-13

图 17-14　按摩棒放松大腿内侧肌

○ **股四头肌放松**

1. **泡沫轴放松股四头肌**（图 17-15、视频 17-14）

动作要点：俯卧，双臂屈肘支撑于地面，将泡沫轴置于大腿前侧下方，腹肌收紧；双肘撑地通过肩部发力带动身体移动，使泡沫轴从骨盆至髌骨上方间来回滚动。

视频 17-14

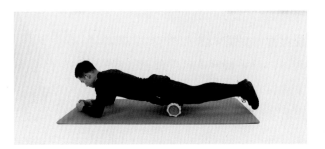

图 17-15 泡沫轴放松股四头肌

2. 按摩棒放松股四头肌（图 17-16、视频 17-15）

动作要点：坐姿，双手持按摩棒放在大腿前侧近髋关节的位置；双手擀压使按摩棒从大腿前侧的髋关节至膝关节间来回滚动。

视频 17-15

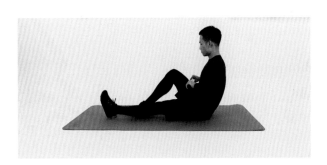

图 17-16 按摩棒放松股四头肌

○ 腘绳肌放松

1. 泡沫轴放松腘绳肌（图 17-17、视频 17-16）

动作要点：坐位，双手置于身体后方撑地，将泡沫轴置于大腿后侧下方，腹肌收紧；用两侧肩部的力量缓慢推动使身体前后移动，放松过程中双脚绷直，全程不接触地面，使泡沫轴从臀横纹至腘窝间来回滚动。

视频 17-16

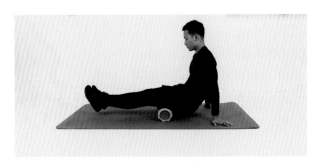

图 17-17 泡沫轴放松腘绳肌

2. 按摩棒放松腘绳肌（图 17-18、视频 17-17）

动作要点：坐姿，右腿在前屈膝撑地，左腿伸直，双手持按摩棒放在右大腿后侧近髋关节的位置；双手擀压使按摩棒从左大腿后侧的坐骨结节至膝关节间来回滚动。

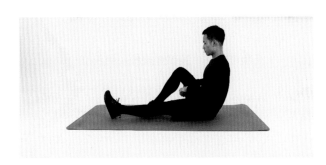

视频 17-17

图 17-18　按摩棒放松腘绳肌

○ 小腿肌群放松

1. 泡沫轴放松小腿肌群（图 17-19、视频 17-18）

动作要点：坐姿，双手置于身体后方撑地，将泡沫轴置于小腿跟腱处；双手推地带动身体移动，使泡沫轴在跟腱至腘窝间来回滚动。如需要增强压力，则可以把另外一条腿搭在放松侧下肢上。

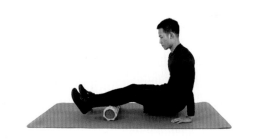

视频 17-18

图 17-19　泡沫轴放松小腿肌群

2. 按摩棒放松小腿肌群（图 17-20、视频 17-19）

动作要点：坐姿，左腿伸直，右腿屈膝，双手持按摩棒放在右小腿后侧近膝关节的位置；双手擀压使按摩棒从右小腿内侧的膝关节至踝关节间来回滚动。

视频 17-19

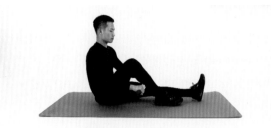

图 17-20　按摩棒放松小腿肌群

○ 胫前肌放松

1.泡沫轴放松胫前肌（图 17-21、视频 17-20）

动作要点：跪姿，双臂伸直支撑于肩部下方，将泡沫轴置于小腿靠近踝关节处下方；双腿屈髋屈膝，坐于小腿上，双踝关节并拢，双手推地带动身体移动，使泡沫轴从膝关节至踝关节间来回滚动。

视频 17-20

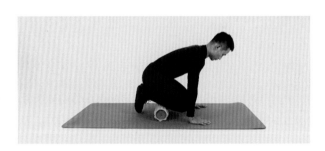

图 17-21　泡沫轴放松胫前肌

2.按摩棒放松胫前肌（图 17-22、视频 17-21）

动作要点：坐姿，左腿伸直，右腿屈膝，双手持按摩棒放在右小腿前肌肉处；双手擀压使按摩棒从右小腿前侧膝关节至踝关节间来回滚动。

视频 17-21

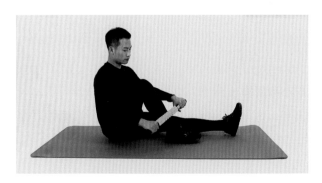

图 17-22　按摩棒放松胫前肌

○ 足底筋膜放松

筋膜球放松足底筋膜（图 17-23、视频 17-22）

动作要点：坐位或站立位，赤脚，将筋膜球置于足底下方，将身体重量下压；通过单腿移动带动筋膜球加压滚动，调整位置直至找到酸痛点，可适度加压数秒。注意足底的各个方向都应该均匀放松。

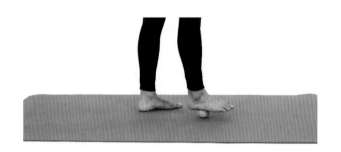

视频 17-22

图 17-23　筋膜球放松足底筋膜

五、注意事项

（1）避免在关节位置来回滚动。

（2）保证泡沫轴、按摩棒或筋膜球始终在肌肉处，保持均匀呼吸。

（3）操作需缓慢进行，持续发力。

（4）按压时动作幅度不要太大，找到痛点后再逐渐放松，保持均匀呼吸。

参考文献

[1] 李春雷 . 运动员自我恢复放松主要方法和手段 [J]. 中国体育教练员，2010，4：24-27.

（刘兴凯）

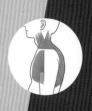

第十八章
麦肯基治疗技术

一、概念与基本原理

（一）麦肯基治疗技术概述

麦肯基力学诊断治疗方法（简称麦肯基疗法）是针对人体脊柱和四肢疼痛和（或）活动受限的力学原因进行分析和诊断，并应用恰当的力学方法进行治疗的独特的体系，是以其发明者新西兰物理治疗师 Robin McKenzie 先生命名的一种以力学诊断及治疗为特点的物理治疗方法。主要适应证为力学性疼痛（也称机械性疼痛）。特点是观察患者对运动试验，尤其是反复运动试验（repeated movement）的反应，症状有无变化，特别是有无向心化（centralization）、外周化（peripheralization），寻找有无方向特异性（directional preference），将疼痛按移位综合征（derangement syndrome）、功能障碍综合征（dysfunction syndrome）、姿势综合征（postural syndrome）及其他（others）分类诊断，根据分类诊断和评估结果，应用力学治疗技术进行治疗，强调健康教育和自我治疗。

（二）疼痛分类：化学性疼痛与力学性疼痛

根据伤害感受器的类型，可将疼痛分为化学性疼痛与力学性疼痛。

化学性疼痛是由于组织损伤或有炎症反应时，组织中的组胺、缓激肽、5-羟色胺等化学性物质的浓度增高，超过化学性伤害感受器的阈值，激活伤害感受器而产生的。这种疼痛通常是持续性的，每时每刻都存在，可能因为休息而减轻，但不会完全消失。

力学性疼痛是由于组织在外力作用下产生机械性变形并超过机械性伤害感受器阈值时，激活伤害感受器而产生的。这种疼痛通常是间歇性的，有些动作、姿势会让疼痛加重，但有些姿势可以减轻组织变形而缓解疼痛。

化学性疼痛的程度与致痛物质浓度有关，治疗原则包括避免进一步损伤、减轻炎性反应、减少渗出物。化学性疼痛以药物治疗为主，力学治疗方法并不合适。对于力学性疼痛，药物治疗效果不佳，而力学治疗方法能够改变组织变形的程度，使得疼痛减轻直至消失，是其主要治疗方法。

大部分颈腰痛属于力学性疼痛，急性期时伴有炎症反应，属于混合型疼痛。

（三）椎间盘模型

从椎间盘切面来看，椎间盘由外周的纤维环及中间的髓核构成，在纤维环的后方有脊髓和神经根（图18-1）。长期低头、弯腰、反复屈曲等某一方向的姿势或动作，使相应节段椎间盘受到非对称性应力，进而改变毗邻组织如纤维环和（或）神经组织的张力，是颈腰痛产生的原因，与之方向相反的动作可以减轻症状、用于治疗颈腰痛，这是麦肯基解释颈腰痛发生机制的椎间盘模型。临床最多见的损伤是反复或长期屈曲造成的椎间盘后向突出，因此，最常用的治疗方法是伸展方向的动作。

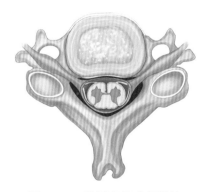

图 18-1　椎间盘及毗邻结构

（四）运动生物力学

当身体做屈曲、伸展运动时，相应的生物力学见表18-1。

表 18-1　屈伸活动对脊柱生物力学的影响

	椎间盘被压	髓核移位	髓核压力	脊髓和神经根
屈曲	前	后	增加	牵拉
伸展	后	前	减少	松弛

注意，只有在纤维环外层保持完整的条件下，脊柱的运动才可产生髓核运动，否则，脊柱运动对髓核无影响

二、适应证与禁忌证

（一）适应证

（1）力学性颈痛，力学性腰痛。

（2）颈椎间盘突出，腰椎间盘突出。

（3）颈型 / 神经根型颈椎病，腰椎神经根病。

（二）禁忌证

1. 癌症

年龄 >55 岁，癌症病史，不明原因的体重下降，进行性加重的疼痛，经休息疼痛不能缓解。

2. 马尾综合征

大小便功能障碍，鞍区麻木，肌力下降，步态异常。

3. 脊柱骨折

严重外伤病史，高龄，长期使用激素，青年人的颈腰痛，与腰痛相关的运动史。

4. 脊柱感染

发热，全身不适，持续疼痛，任何运动都加重疼痛。

5. 血管疾病

既往血管疾病史，吸烟史，有相关家族史，年龄 >65 岁。

三、原则与程序

详见图 18-2。

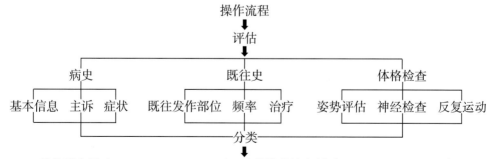

图 18-2　麦肯基治疗操作流程

（一）评　估

进行结构化评估，包括病史、既往史、体格检查、运动试验、反复运动五个方面。其中反复运动检查根据需要，选择不同体位下进行反复运动活动，并根据症状对反复运动的反应，进行分类诊断。

1. 颈椎反复运动主要动作（表 18-2）

表 18-2　颈椎主要反复运动动作

力的方向	反复运动动作		
伸展	反复坐位后缩	反复坐位后缩加伸展	反复卧位后缩
屈曲	反复屈曲		
侧屈方	反复坐位侧屈		

2. 腰椎反复运动主要动作（表 18-3）

表 18-3　腰椎主要反复运动动作

力的方向	反复运动动作	
伸展	反复卧位伸展	反复站立位伸展
屈曲	反复卧位屈曲	反复站立位屈曲
侧屈方	反复站立位侧方滑动	

（二）分　类

根据病史和体格检查，特别是反复运动结果，首先识别严重脊柱病变，即禁忌证；之后确认是否有力学性颈腰痛；最后对颈腰痛进行初步分类，即移位综合征（derangement syndrome）、功能障碍综合征（dysfunction syndrome）、姿势综合征（postural syndrome）或其他（others）。

（三）选择力学治疗技术

根据分类诊断结果，选择力学治疗技术并进行治疗。

四、方法与技术

（一）颈椎麦肯基治疗技术

1. 伸展方向的治疗技术

【后缩】

基本形式：坐位后缩（视频 18-1）。

动作要点：患者坐直，腰椎正确前凸（图 18-3a）；让患者从中立位尽可能将头部和颈部向后缩，移动时保持面向前方，头部水平，头不会后仰或过度屈曲；后缩到可以到达的最大位置（图 18-3b），并在末端停留 12s，之后回到起始体位；缓慢有节律地反复运动 10 次，每一次更接近运动终点。

视频 18-1

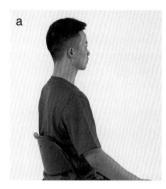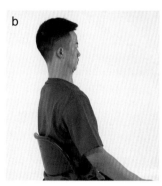

图 18-3　坐位后缩。a. 起始位；b. 终末位

后缩动作的力的升级如下。

（1）坐位后缩自加压（视频 18-2）。

动作要点：一旦患者可进行后缩动作，就可以应用自加压；让患者用一个指尖或整只手抵住下颌，进行加压，在终点应保持 12s（图 18-4），之后回到起始体位；注意加压时避免颈椎屈曲。

视频 18-2

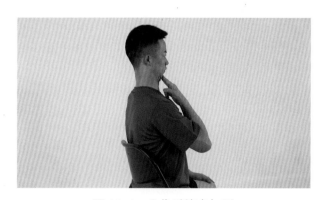

图 18-4　坐位后缩自加压

（2）坐位后缩治疗师加压（视频 18-3）。

动作要点：患者坐直，腰椎正确前凸；在正确平面上，患者主动将头部和颈部尽可能后缩；治疗师站在患者侧方，靠近患者，将一只手的掌根放在上胸椎水平，另一只手的虎口张开，抵住患者的下颌；治疗师双臂保持平行，以使矢状面产生的前后方的压力是一种平移的力（图18-5）；治疗师在运动方向上双手同时施加相等的压力，在终末端保持12s，之后回到起始位，缓慢有节律反复加压5~6次。

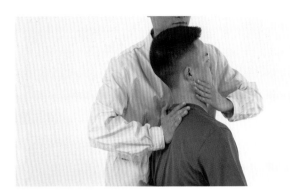

视频 18-3

图 18-5　坐位后缩治疗师加压

（3）坐位后缩松动术（视频18-4）。

动作要点：患者治疗师体位同上，治疗师将患者头部后缩至终点，用放在患者下颌处的手将头部稳定在此位置；治疗师用放在上胸段棘突处的手的掌根部位施加适当的后前向力，施加缓慢有节律的小幅度压力（图18-6），目的在于每一次运动都能达到更大的范围，反复松动5~6次，之后将患者头部回到中立位。

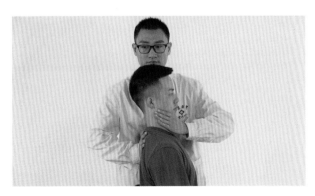

视频 18-4

图 18-6　坐位后缩松动术

（4）后缩动作的体位变化。

仰卧位：仰卧位后缩（图18-7a、视频18-5）→仰卧位后缩自加压（图18-7b、视频18-6）→仰卧位后缩治疗师加压（图18-7c、视频18-7）→仰卧位后缩松动术（图18-7d、视频18-8）。

视频 18-5

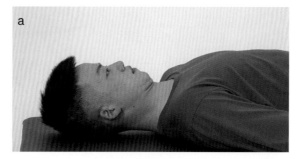

视频 18-6

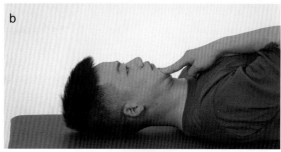

视频 18-7

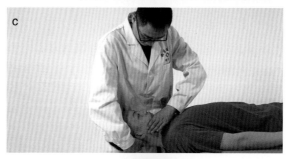

视频 18-8

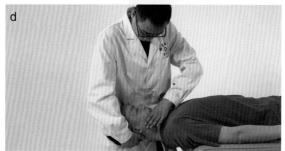

图 18-7　仰卧位后缩。a. 仰卧位后缩；b. 仰卧位后缩自加压；c. 仰卧位后缩治疗师加压；d. 仰卧位后缩松动术

俯卧位：俯卧位后缩（图 18-8a、视频 18-9）→俯卧位后缩自加压（图 18-8b、视频 18-10）→俯卧位后缩治疗师加压（图 18-8c、视频 18-11）→俯卧位后缩松动术（图 18-8d、视频 18-12）。

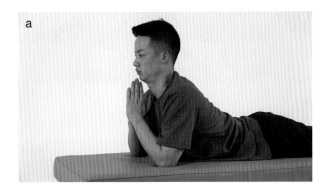

视频 18-9

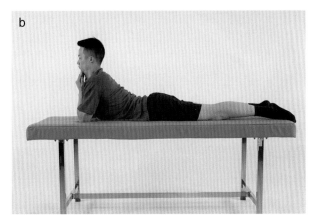

视频 18-10

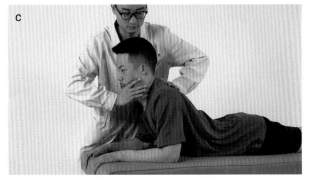

视频 18-11

图 18-8　俯卧位后缩。a. 俯卧位后缩；b. 俯卧位后缩自加压；c. 俯卧位后缩治疗师加压；d. 俯卧位后缩松动术

视频 18-12

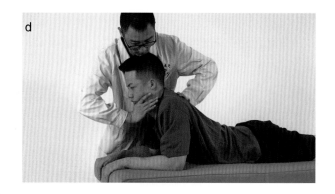

图 18-8（续）

【后缩伸展】（视频 18-13）

动作要点：患者坐直，腰椎正确前凸；患者尽可能后缩头部和颈部，之后让患者向后仰头，向上看（图 18-9），在终末端维持 12s，然后患者先回到后缩位，再放松至中立位；患者缓慢有节律地反复后缩和伸展运动 10 次，每一次运动更接近终点。

视频 18-13

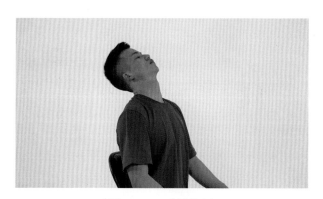

图 18-9　后缩伸展

【后缩伸展 + 旋转】（视频 18-14）

动作要点：先采用坐位后缩伸展，并在头部处于完全伸展时加入小幅度旋转运动（图 18-10），可扩大伸展范围；反复头部小幅度旋转 5~6 次，在此过程中患者要试着继续增大伸展，最终获得最大范围伸展；之后患者先回到后缩位，再放松至中立位。

视频 18-14

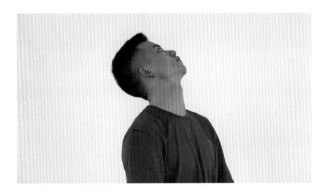

图 18-10　后缩伸展 + 旋转

2. 侧方方向的治疗技术

【坐位侧屈】（视频 18-15）

基本形式：坐位侧屈。

动作要点：患者坐直，腰椎正确前凸（图 18-11a）；患者先将头部和颈部部分后缩，之后将头部和颈部向肩关节方向屈曲（图 18-11b），在此位置保持12s 后，然后将头部回到直立位；患者缓慢有节律地反复运动 10 次，每一次更接近运动终点。

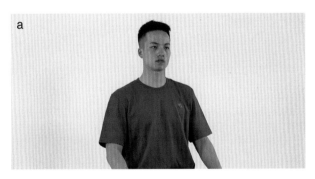

视频 18-15

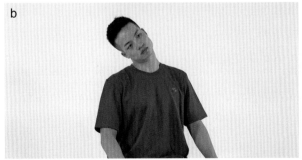

图 18-11　坐位侧屈。a. 起始体位；b. 终末体位

侧屈动作的力的升级如下。

（1）坐位侧屈自加压（视频 18-16）。

动作要点：患者坐直，腰椎正确前凸；患者部分后缩头部和颈部，将一只手越过头顶，手指放在耳朵上，之后进行侧屈，用手拉头施加压力（图 18-12）；保持这一体位 12s 后，患者将头回到直立位，患者有节律地反复运动 10 次，每一次更接近运动终点。

视频 18-16

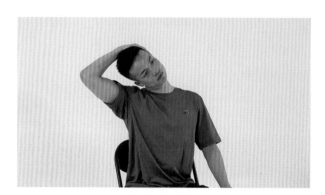

图 18-12　坐位侧屈自加压

（2）坐位侧屈治疗师加压（视频 18-17）。

动作要点：患者坐直，腰椎正确前凸；患者在正确的平面上部分后缩头部和颈部，治疗师在患者身后，患者头部和胸部靠近治疗师胸部，治疗师右手拇指指尖置于上胸椎棘突的右侧，右手示指的掌指关节抵住颈椎适当节段椎旁的肌肉隆起处，治疗师左手置于患者头部左侧，肘放在患者锁骨上，手指指尖放在患者头顶，治疗师的双前臂相互平行，处于力线方向上；让患者向右侧屈头部至终末范围，在运动终点治疗师用左手对患者头部的一侧施加向下的压力，用位于棘突上的拇指或位于关节突上的示指的掌指关节施加反向的压力，双手施加相等的压力，缓慢有节律地施加压力（图 18-13），保持 12s，之后将头部回到中立位，反复运动 5~6 次，每一次运动更接近终点。

视频 18-17

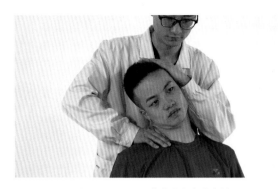
图 18-13 坐位侧屈治疗师加压

3. 姿势矫正技术

【姿势矫正】（视频 18-18）

动作要点：让患者在治疗床一端以放松的弓背坐姿（胸椎和腰椎屈曲，头和颈部前突）坐着（图 18-14a）；患者进入到完全的直立坐姿（腰椎最大前凸，头和颈部最大后缩）；轻柔地将手压在患者的腰椎和下颌，进行一些引导，帮助患者达到这一体位，然后让患者放松，回到弓背坐姿，反复运动 10 次；在完成反复运动后，患者应保持最大直立位坐姿 12s，之后放松 10%，找到正确的坐姿（图 18-14b）。

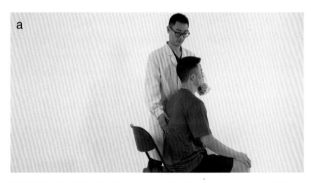

视频 18-18

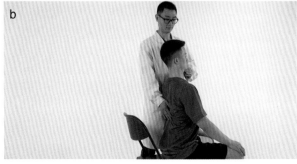
图 18-14 姿势矫正。a. 起始体位；b. 终末体位

（二）腰椎麦肯基治疗技术

1. 伸展方向的治疗技术

【俯卧放松】

动作要点：患者俯卧位，头转向一侧；患者在此体位下放松，以使腰部下沉至伸展位（图 18-15）；保持 3min。

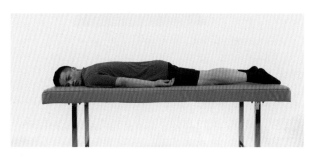

图 18-15　俯卧放松

【肘撑位伸展】

动作要点：患者俯卧位，将双肘置于肩关节下方，以肘和前臂支撑上身抬起，并保持髋和骨盆置于床上；患者维持在这一体位下放松，并使腰部下沉获得更大的伸展（图 18-16）；维持 3min，可以规律地间断回到俯卧位；可进阶至手撑位伸展（图 18-17）。

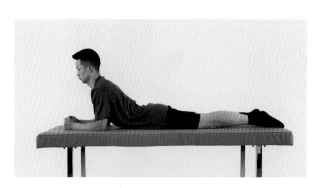

图 18-16　肘撑位伸展

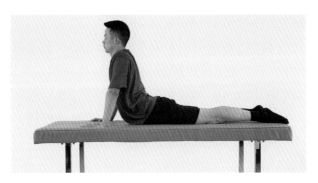

图 18-17　手撑位伸展

【动态伸展】（视频 18-19）

动作要点：患者起始于俯卧位，双手掌心向下，置于肩关节下方（图 18-18a）；患者伸直双臂，仅将上身抬离床面，保持骨盆和大腿放松（图 18-18b），保持姿势 12s，然后回到中立位；患者有节律地反复运动 10 次，每一次都更接近运动终点。

a

视频 18-19

b

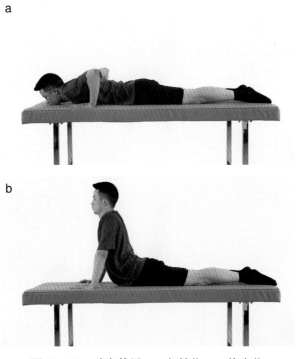

图 18-18　动态伸展。a.起始位；b.终末位

【俯卧位伸展治疗师加压】（视频 18-20）

动作要点：患者起始于俯卧位，双手掌心向下，置于肩关节下方；治疗师交叉双臂，将小鱼际根部置于患者腰椎横突上。双手互成 90°，位于脊柱同一节段；治疗师胸部位于双手正上方（图 18-19a）；患者伸直双臂，仅将上身抬离床面，保持骨盆和大腿放松（图 18-19b）；保持姿势 12s，然后回到中立位。患者有节律地反复运动 10 次，每一次都更接近运动终点。

如果没有他人辅助加压，可以用浴巾置于相同位置进行替代（图 18-20、视频 18-21）。

视频 18-20

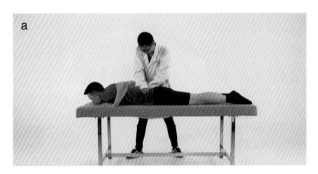

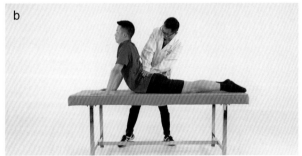

图 18-19　俯卧位伸展治疗师加压。a. 起始位；b. 终末位

视频 18-21

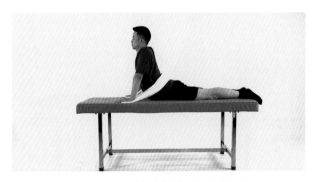

图 18-20　俯卧位伸展浴巾加压

【俯卧位伸展治疗师松动】（视频 18-22）

动作要点：患者起始于俯卧位，治疗师交叉双臂，将小鱼际根部置于患者腰椎横突上，双手互成90°，位于脊柱同一节段；治疗师胸部位于双手正上方，用身体的重量通过上肢施加有节律的小幅度的压力，双手压力相等且对称（图 18-21）；反复运动 10 次，每一次都更接近运动终点，两次之间放开部分压力。

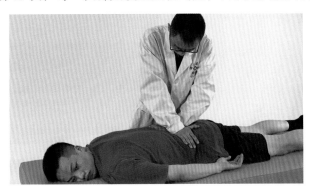

视频 18-22

图 18-21 俯卧位伸展治疗师松动

【站立位伸展】（视频 18-23）

动作要点：患者站立位，双脚与肩同宽。双手置于腰骶部（图 18-22a）；以双手作为支点，尽可能后仰（图 18-22b）；保持姿势 12s，然后回到中立位；患者有节律地反复运动 10 次，每一次都更接近运动终点。

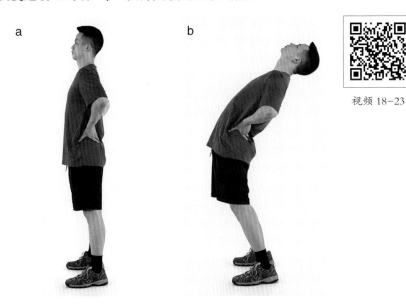

视频 18-23

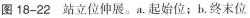

图 18-22 站立位伸展。a.起始位；b.终末位

2. 伴有侧方成分的伸展方向治疗技术

【俯卧位伸展，骨盆偏离中心】（视频18-24）

动作要点：患者起始于俯卧位，双手掌心向下，置于肩关节下方；患者骨盆偏离中心（图18-23a）（如有需要，可由治疗师协助）；患者伸直双臂，将上身抬起，同时，骨盆和大腿保持放松置于治疗床上（图18-23b）；保持体位12s，然后回到中立位；患者有节律地反复运动10次，每一次都更接近运动终点。

视频18-24

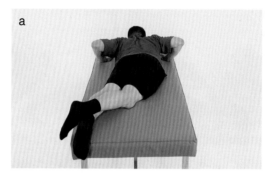

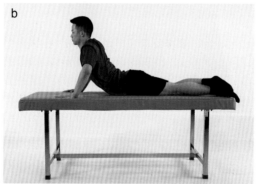

图18-23　俯卧位伸展，骨盆偏离中心。a.起始位；b.终末位

3. 屈曲方向的治疗技术

【仰卧位屈曲】（视频18-25）

动作要点：患者仰卧位，髋膝屈曲45°，脚平放在治疗床上（图18-24a）；让患者将膝关节靠近胸部，用双手抱住膝关节进行加压，以尽可能达到最大屈曲（图18-24b）；保持姿势12s，然后放松膝关节，双脚放回到床面，回到起始位；有节律地反复运动5~6次，每一次都更接近运动终点。

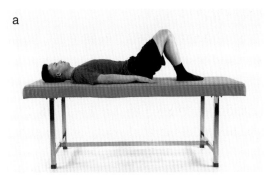

视频 18-25

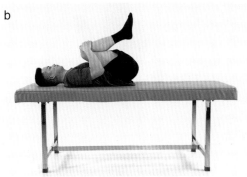

图 18-24　仰卧位屈曲。a. 起始位；b. 终末位

【仰卧位屈曲治疗师加压】（视频 18-26）

　　动作要点：患者仰卧位，髋膝屈曲 45°，脚平放在治疗床上；让患者将膝关节靠近胸部，用双手抱住膝关节进行加压，以尽可能达到最大屈曲；治疗师加压，将患者的膝关节和下肢推向患者胸部（图 18-25）；保持姿势 12s，然后放松膝关节，双脚放回到床面，回到起始位；有节律地反复运动 5~6 次，每一次都更接近运动终点。

视频 18-26

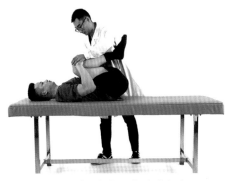

图 18-25　仰卧位屈曲治疗师加压

【坐位屈曲】（视频 18-27）

动作要点：患者坐在靠背椅的前部，双腿分开，髋膝屈曲 90°（图 18-26a）；患者向前弯腰，将头放在双膝之间（图 18-26b）；保持姿势 12s，然后回到起始位；有节律地反复运动 5~6 次，每一次都更接近运动终点。

视频 18-27

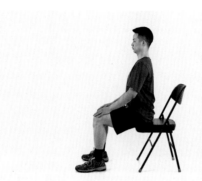

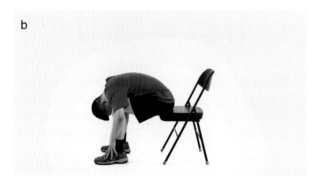

图 18-26 坐位屈曲。a. 起始位；b. 终末位

【站立位屈曲】（视频 18-28）

动作要点：患者站立位，双脚与肩同宽；让患者双手放在大腿前面（图 18-27a），然后沿着大腿向下滑，始终保持膝关节伸直（图 18-27b）；保持姿势 12s，然后回到起始位；有节律地反复运动 5~6 次，每一次都更接近运动终点。

视频 18-28

a

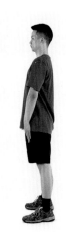

b

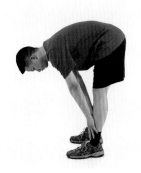

图 18-27　站立位屈曲。a. 起始位；b. 终末位

4. 伴有侧方成分的屈曲方向治疗技术

【抬腿站立位屈曲】（视频 18-29）

动作要点：患者站立位，一条腿伸直脚踩地面，另一条腿屈髋屈膝约 90°，脚踩一个凳子上（图 18-28a）；踩在地面的腿在整个治疗过程中都保持膝关节完全伸直；患者躯干前屈，保持躯干在抬起的那条腿内侧，使肩部贴近抬起的膝关节；患者可抓起抬起下肢的脚踝对自己施加更大的力，用此方式使自己屈曲加大，以使肩部低于抬起的膝关节（图 18-28b）；保持姿势 12s，然后放松，回到起始位；每次运动之间，重新回到直立位，恢复腰椎前凸；有节律地反复运动 5~6 次，每一次都更接近运动终点。

视频 18-29

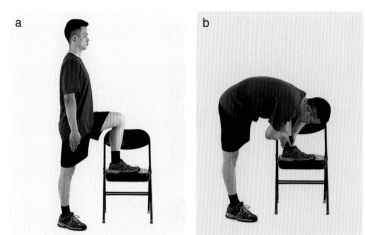

图 18-28　抬腿站立位屈曲。a.起始位；b.终末位

5. 侧方方向的治疗技术

【站立位侧方滑动】（视频 18-30）

动作要点：患者靠墙站立，凹侧贴墙；患者肩关节倚住墙壁，屈肘；双脚并拢，离墙一段距离，外侧手置于骨盆（图 18-29a）；外侧手向墙壁方向推骨盆（图 18-29b）；保持姿势 12s，然后回到起始位；患者有节律地反复运动 10 次，每一次都更接近运动终点；动作完成后，患者先将内侧腿向墙壁方向迈回，然后回到中立位，脚放墙脚。

视频 18-30

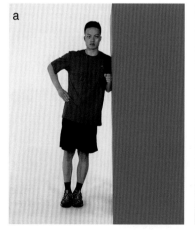

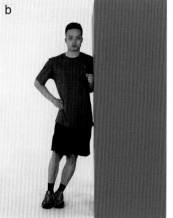

图 18-29　站立位侧方滑动。a.起始位；b.终末位

6. 姿势矫正（视频 18-31）

动作要点：患者完全屈曲的弓背坐姿（图 18-30a）；患者骨盆旋前，增加腰椎前凸，上提胸部，直至腰椎位于最大前凸，到达直坐位（图 18-30b）；保持姿势 12s，然后使患者回到弓背起始位；有节律地反复运动 10 次。矫正体位：极度直坐位后放松拉力的 10%（图 18-30c）。

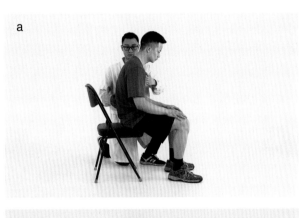

视频 18-31

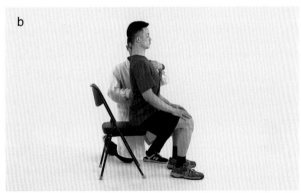

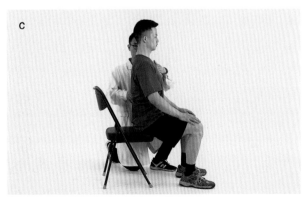

图 18-30　姿势矫正。a. 弓背坐姿；b. 直坐位；c. 矫正体位

五、注意事项

（1）在治疗前仔细评估，精确诊断，排除禁忌证。

（2）在治疗时注意患者症状变化，并调整治疗动作。

（3）做屈曲性治疗动作后，立即做一组伸展动作，以使椎间盘回位。

（4）如果症状没有得到改善，重新评估或者就医。

参考文献

[1] 纪树荣 . 运动疗法技术学 [M]. 北京：华夏出版社，2004.

[2] Donelson R. Mechanical Diagnosis and Therapy for Radiculopathy[J]. Physical Medicine & Rehabilitation Clinics of North America，2011，22(1):75-89.

（胡　旭）